U0113981

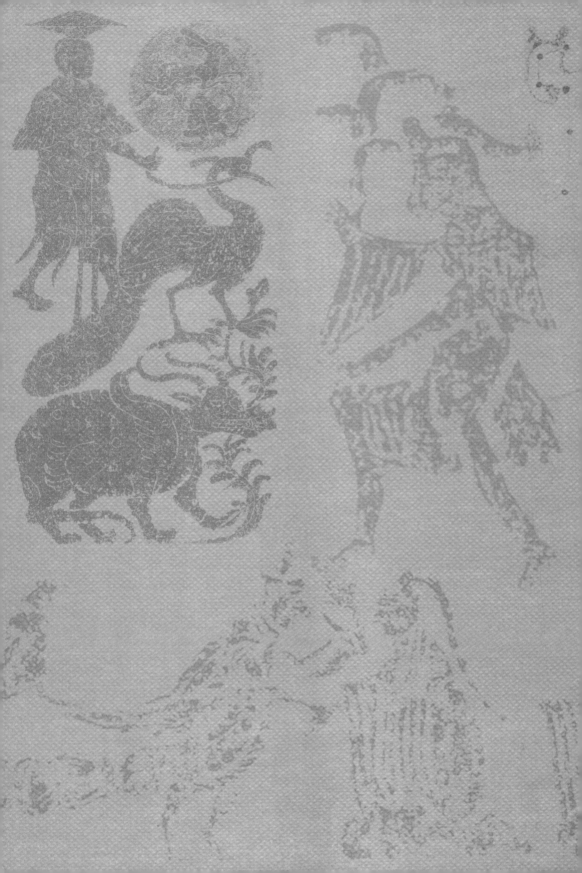

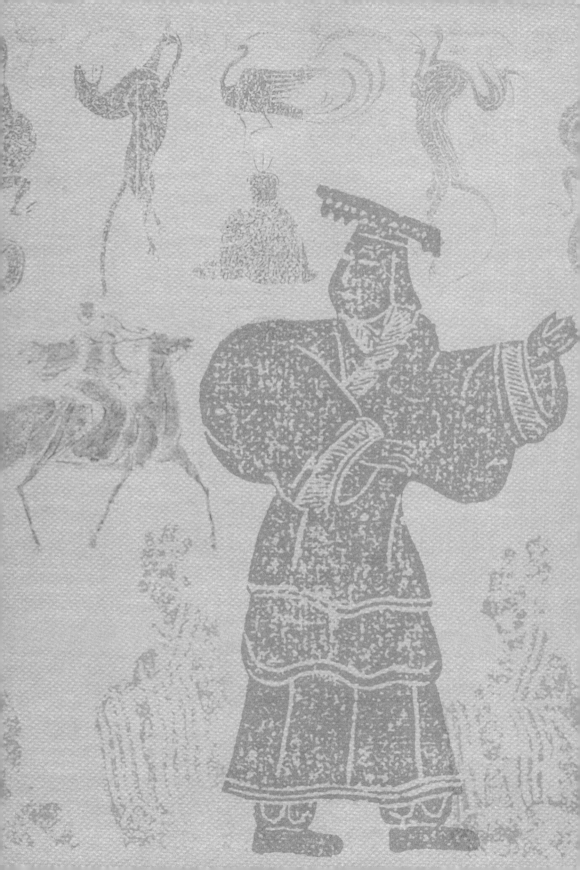

中国古医籍整理丛书 （续编）

伤寒论近言

清·何梦瑶 撰

李耀辉　王晓琳
张琳叶　呼兴华　校注

全国百佳图书出版单位
中国中医药出版社
·北京·

图书在版编目（CIP）数据

伤寒论近言/（清）何梦瑶撰；李耀辉等校注. —
北京：中国中医药出版社，2024.4
（中国古医籍整理丛书. 续编）
ISBN 978 - 7 - 5132 - 7991 - 8

Ⅰ.①伤…　Ⅱ.①何…　②李…　Ⅲ.①《伤寒论》 -
研究　Ⅳ.①R222.29

中国版本图书馆 CIP 数据核字（2022）第 245592 号

中国中医药出版社出版

北京经济技术开发区科创十三街 31 号院二区 8 号楼
邮政编码　100176
传真　010 - 64405721
廊坊市祥丰印刷有限公司印刷
各地新华书店经销

开本 710×1000　1/16　印张 11.75　字数 150 千字
2024 年 4 月第 1 版　2024 年 4 月第 1 次印刷
书号　ISBN 978 - 7 - 5132 - 7991 - 8

定价　59.00 元
网址　www.cptcm.com

服 务 热 线　010 - 64405510
购 书 热 线　010 - 89535836
维 权 打 假　010 - 64405753

微信服务号　zgzyycbs
微商城网址　https://kdt.im/LIdUGr
官 方 微 博　http://e.weibo.com/cptcm
天猫旗舰店网址　https://zgzyycbs.tmall.com

前　言

　　中医药古籍是中华优秀传统文化的重要载体，也是中医药学传承数千年的知识宝库，凝聚着中华民族特有的精神价值、思维方法、生命理论和医疗经验，也是现代中医药科技创新和学术进步的源头和根基。保护好、研究好和利用好中医药古籍，是弘扬中华优秀传统文化、传承中医药学术、促进中医药振兴发展的必由之路，事关中医药事业发展全局。

　　中共中央、国务院高度重视中医药古籍保护与利用工作，有计划、有组织地开展了中医药古籍整理研究和出版。特别是党的十八大以来，一系列中医药古籍保护、整理、研究、利用的新政策相继出台，为守正强基础，为创新筑平台，中医药古籍事业迈向新征程。《中共中央 国务院关于促进中医药传承创新发展的意见》《关于推进新时代古籍工作的意见》《"十四五"中医药发展规划》《中医药振兴发展重大工程实施方案》等重要文件均将中医药古籍的保护与利用列为工作任务，提出要加强古典医籍精华的梳理和挖掘，推进中医药古籍抢救保护、整理研究与出版利用。国家中医药管理局专门成立了"中医药古籍工作领导小组"，以加强对中医药古籍保护、整理研究、编辑出版以及古籍数字化、普及推广、人才培养等工作的统筹，持续推进中医药古籍重大项目的规划与组织。

2010年，财政部、国家中医药管理局设立公共卫生资金专项"中医药古籍保护与利用能力建设项目"。2018年，项目成果结集为《中国古医籍整理丛书》正式出版，包含417种中医药古籍，内容涵盖了医经、基础理论、诊法、伤寒金匮、温病、本草、方书、内科、外科、女科、儿科、伤科、眼科、咽喉口齿、针灸推拿、养生、医案医话医论、医史、临证综合等门类，时间跨越唐、宋、金元、明以迄清末，绝大多数是第一次校注出版，一批孤本、稿本、抄本更是首次整理面世。第九届、第十届全国人大常委会副委员长许嘉璐先生听闻本丛书出版，欣然为之作序，对本项工作给予高度评价。

2020年12月起，国家中医药管理局立项实施"中医药古籍文献传承专项"。该项目承前启后，主要开展重要古医籍整理出版、中医临床优势病种专题文献挖掘整理、中医药古籍保护修复与人才培训、中医药古籍标准化体系建设等4项工作。设立"中医药古籍文献传承工作项目管理办公室"，负责具体管理和组织实施、制定技术规范、举办业务培训、提供学术指导等，全国43家单位近千人参与项目。本专项沿用"中医药古籍保护与利用能力建设项目"形成的管理模式与技术规范，对现存中医药古籍书目进行梳理研究，结合中医古籍发展源流与学术流变，特别是学术价值和版本价值的考察，最终选定40种具有重要学术价值和版本价值的中医药古籍进行整理出版，内容涉及伤寒、金匮、温病、诊法、本草、方书、内科、外科、儿科、针灸推拿、医案医话、临证综合等门类。为体现国家中医药古籍保护与利用工作的延续性，命名为《中国古医籍整理丛书（续编）》。

当前，正值中医药事业发展天时地利人和的大好时机，中医药古籍工作面临新形势，迎来新机遇。中医药古籍工作应紧紧围绕新时代中医药事业振兴发展的迫切需求，持续做好保护、整理、研究与利用，努力把古籍所蕴含的中华优秀传统文化的精神标识和具有当代价值、世界意义的文化精髓挖掘出来、提炼出来、展示出来，把中医药这一中华民族的伟大创造保护好、发掘好、利用好，为建设文化强国和健康中国、助力中国式现代化、建设中华民族现代文明、实现中华民族伟大复兴贡献更大力量。

中医药古籍文献传承工作项目管理办公室

2024 年 3 月 6 日

许 序

　　"中医"之名立，迄今不逾百年，所以冠以"中"字者，以别于"洋"与"西"也。慎思之，明辨之，斯名之出，无奈耳，或亦时人不甘泯没而特标其犹在之举也。

　　前此，祖传医术（今世方称为"学"）绵延数千载，救民无数；华夏屡遭时疫，皆仰之以度困厄。中华民族之未如印第安遭染殖民者所携疾病而族灭者，中医之功也。

　　医兴则国兴，国强则医强。百年运衰，岂但国土肢解，五千年文明亦不得全，非遭泯灭，即蒙冤扭曲。西方医学以其捷便速效，始则为传教之利器，继则以"科学"之冕畅行于中华。中医虽为内外所夹击，斥之为蒙昧，为伪医，然四亿同胞衣食不保，得获西医之益者甚寡，中医犹为人民之所赖。虽然，中国医学日益陵替，乃不可免，势使之然也。呜呼！覆巢之下安有完卵？

　　嗣后，国家新生，中医旋即得以重振，与西医并举，探寻结合之路。今也，中华诸多文化，自民俗、礼仪、工艺、戏曲、历史、文学，以至伦理、信仰，皆渐复起，中国医学之兴乃属必然。

迄今中医犹为国家医疗系统之辅，城市尤甚。何哉？盖一则西医赖声、光、电技术而于20世纪发展极速，中医则难见其进。二则国人惊羡西医之"立竿见影"，遂以为其事事胜于中医。然西医已自觉将入绝境：其若干医法正负效应相若，甚或负远逾于正；研究医理者，渐知人乃一整体，心、身非如中世纪所认定为二对立物，且人体亦非宇宙之中心，仅为其一小单位，与宇宙万象万物息息相关。认识至此，其已向中国医学之理念"靠拢"矣，虽彼未必知中国医学何如也。唯其不知中国医理何如，纯由其实践而有所悟，益以证中国之认识人体不为伪，亦不为玄虚。然国人知此趋向者，几人？

国医欲再现宋明清高峰，成国中主流医学，则一须继承，一须创新。继承则必深研原典，激清汰浊，复吸纳西医及我藏、蒙、维、回、苗、彝诸民族医术之精华；创新之道，在于今之科技，既用其器，亦参照其道，反思己之医理，审问之，笃行之，深化之，普及之，于普及中认知人体及环境古今之异，以建成当代国医理论。欲达于斯境，或需百年欤？予恐西医既已醒悟，若加力吸收中医精粹，促中医西医深度结合，形成21世纪之新医学，届时"制高点"将在何方？国人于此转折之机，能不忧虑而奋力乎？

予所谓深研之原典，非指一二习见之书、千古权威之作；就医界整体言之，所传所承自应为医籍之全部。盖后世名医所著，乃其秉诸前人所述，总结终生行医用药经验所得，自当已成今世、后世之要籍。

盛世修典，信然。盖典籍得修，方可言传言承。虽前此50余载已启医籍整理、出版之役，惜旋即中辍。阅20载再兴整理、出版之潮，世所罕见之要籍千余部陆续问世，洋洋大观。

今复有"中医药古籍保护与利用能力建设"之工程，集九省市专家，历经五载，董理出版自唐迄清医籍，都400余种，凡中医之基础医理、伤寒、温病及各科诊治、医案医话、推拿本草，俱涵盖之。

噫！璐既知此，能不胜其悦乎？汇集刻印医籍，自古有之，然孰与今世之盛且精也！自今而后，中国医家及患者，得览斯典，当于前人益敬而畏之矣。中华民族之屡经灾难而益蕃，乃至未来之永续，端赖之也，自今以往岂可不后出转精乎？典籍既蜂出矣，余则有望于来者。

谨序。

第九届、十届全国人大常委会副委员长

许嘉璐

二〇一四年冬

校注说明

本次整理以清乾隆二十四年己卯（1759）乐只堂刻本为底本，以宋本《伤寒论》为主校本，以1956年人民卫生出版社影印本《注解伤寒论》为参校本。

具体校注处理，详见以下各点：

1. 采用现代标点方法，对原书进行标点。

2. 采用简体横排形式。

3. 原书中一般笔画之误，如"己""已""七""匕"不分等，予以径改，不出校。

4. 原书中的异体字、俗写字、古字，以规范简化汉字律齐，不出注。

5. 原书中的通假字，保留原字，于首见处出注说明。

6. 原书中的药物异名予以保留，其生僻者于首见处出注。

7. 原书中可以确认的讹字，有校本可据者，据校本改，无校本可据者，据文义或文例改。

8. 原书中可以确认的脱文，有校本可据者，据校本补，无校本可据者，据文义补。

9. 原书字词无误而校本义胜或有参考意义者，酌情出校。

10. 原书中文字有疑义，无校本可据，是非难定者，出校存疑。

11. 原书正文前有"伤寒论近言目录"，今予以删除，另据正文编成新的目录，置于正文前。

12. 原书卷题下有"南海何梦瑶报之辑"字样，今删去。

13. 原书中"右""左"等作方位词"上""下"义者，统一改为"上""下"。

14. 原书中字词疑难或生疏者，予以简注和注音。

15. 原书段落中小字夹注者，用小字另体，并置括号内。

16. 根据原书内容，酌情重新划分段落。

17. 原书卷末有"伤寒论近言卷之某"字样，今删去。

18. 原书卷首有"伤寒论近言卷之某""伤寒论近言卷某""卷某"等字样，今统一为"伤寒论近言卷某"。

凡例

—《伤寒论》随证立法，分隶各篇，细目虽张，大纲未举，读者苦无要领。今为提纲一篇，列于其首，非敢僭①也，欲使读者先得其梗概，不致茫无头绪耳。

—《伤寒论》实本《内经·热病论》来，兹录经文于前，以明渊源所自，且以见仲景去取之精。

—《王叔和序例》一篇，祖述《内经》，弁冕②仲景，所言大醇小疵③，诸家攻击太过，殊非平允，亦录于前，细加详注，瑕瑜自见，读者详之。

—论内各条次第，诸家编排互异，皆非仲景之旧。本来面目，既不可考，因以愚意为线索贯串，颠倒割裂，罪诚不免，然衷之于理，或亦无碍。

—《六经篇》内，喻嘉言摘出温病、合病、并病、坏病各项，另立篇目，虽非仲景之旧，于理可通。兹细加辨别，其有经可归者，仍隶本经篇内，无经可归者，从喻氏摘出，将合病、并病合为一篇，附三阳经后《温病》一篇，附《痉湿暍④》《霍乱》证后。

—《吐汗下可不可篇》为治法之准绳，而《差后劳复》及《阴阳易篇》，又病后之治法，宜次六经篇后。若《痉湿暍》及《霍乱篇》，则杂病也，《辨脉》《平脉》二篇，亦泛论脉法，非专言伤寒，故并编于后。

---

① 僭：僭越，即假冒在上位者的名义，超越本分以行事。
② 弁冕：原指古代男子所戴的礼帽，引申为居首。
③ 大醇小疵：大体纯正，略有缺点或不足。醇，纯。
④ 暍：原作"旸"，今据目录及正文改。

目　录

卷一

提　纲

经曰：冬伤于寒[①]。诚以冬月风寒严厉，最能伤人也，当分直中寒证、传经热证。直中者，因其人平日虚寒，阳气衰微，不能捍卫乎外，寒邪得以直入，深中脏腑，此是阴寒之证。传经者，其人平素壮实，或虽虚而有火，寒邪虽厉，内之阳气足以拒之，深入不能，止[②]伤其外。皮肤受寒，则阴凝之气，足以闭固腠理，而本身之阳气，不能发泄于外，是以郁而为热。使[③]能为之发散在表之寒邪，则腠理开，郁热泄，可立愈矣。否则，热不外泄，势必内攻，而由浅入深，以经脉为传送之道路。盖经脉内系脏腑，外行躯肌，如江河之行于地然，过都越国，必由江河以达，故曰传经。此则所伤者，虽为外之风寒，而所病者，实以内之郁热也（人身血脉，大者为经，小者为络，更小者为孙络，以至肉理，皆能传送，然小者不若大者之速）。手足各六经，独言足六经，何也？以足经长远，彻上彻下，遍络周身，凡手经所到之处，足经无不到焉，举足经自可该[④]得手经，非病无涉于手经也。盖经络相通，流行无间断，无不入手经之理。又寒之中人，必先皮毛，皮毛者，肺之合也，毛孔一闭，肺气即壅，故有鼻鸣、鼻涕、喘逆等证（麻黄、杏仁，非肺药而何）。是肺脏且伤，况肺经耶？且腹满嗌干，固属脾经见证，然肺经脉下络大

---

① 冬伤于寒：语出《素问·四气调神大论》。
② 止：仅，只。
③ 使：假如，如果。
④ 该：同"赅"，包括，兼。

肠，还循胃口，上出肺系，肺系即喉管，喉管之口名嗌，肺经热及肠胃，则腹必满，热及肺系，则嗌必干，是腹满嗌干，手足太阴皆有之矣。又心主神明，开窍于舌，舌之胎，神之昏，非病及于心乎？且口燥舌干而渴，谓止肾经证，而无与于心经，将心经之夹咽者，独不能致口燥舌干而渴耶？恐不然矣。又烦满囊缩，固肝经见证，然心包络之脉，循胸下膈，则亦未有不烦满者？又小便不利，水尚停于小肠，而未经渗入膀胱者，非小肠病乎？小肠脉会大椎，循颈，则项痛脊痛，非手足太阳同有之证乎（大椎上连项，下行脊）？又泄利燥结，非大肠病乎？身热鼻干，不得卧，故胃经病矣。夫所谓身热者，身之前更热也。大肠脉下缺盆，内络肺，还出循胃经而下膈，是亦行身之前也，又交人中，夹鼻孔，则手阳明亦能致身热鼻干，不从可知乎？又胸胁痛，耳聋，固足少阳病矣。然手少阳之脉，亦入耳中，布膻中，下膈，是耳聋、胸痛亦手少阳之所宜有者，而但泥定足经，谓与手经无涉，其可乎哉（循衣摸床，岂非手耶？此亦可见）？

　　传经之次，一日太阳，二日阳明，三日少阳，四日太阴，五日少阴，六日厥阴，此大概也。或迟或速，日数可以不拘。陶节菴①云：或有始终，只在一经者，或有止传二三经者，总可不泥（按：昔人谓太阳传阳明，名循经传。太阳传少阳，名越经传。太阳传太阴，名误下传，以误下而致也。太阳传少阴，名表里传。太阳传厥阴，名循经得度传，以二脉会于巅顶，邪从此过度也，亦名首尾传。太阳传膀胱腑，名传本，大抵皆乘其虚而传之。又《活人书》谓凡邪自背入者，或中太阳，或中少阴，自面入者，则中阳明之类，亦不专主于太阳也。观此，则传次诚不可泥矣）。但见某经证脉，即治某经，斯为活法。或疑太阳

---

　　① 陶节菴：即陶华，明代医家，字尚文，号节庵、节庵道人，余杭（今属浙江）人，著有《陶氏伤寒六书》《伤寒全生集》等。菴，同"庵"。

经行身之背，阳明行身之前，少阳行身之侧，则岂有自背传腹，凌越傍侧而飞渡者耶？窃意六经次第，原从其行于躯壳之浅深分，太阳行至浅，为第一层，以次至第六层，厥阴为最深。太阳第一层发热，非独背也，前后左右周身皆热，而由浅入深，阳明居第二层，少阳居第三层，故先阳明而后少阳耳（程郊倩[①]云：六经无非从浅深定部署，以皮肤为太阳所辖，故署之太阳，肌肉为阳明所辖，故署之阳明。所以华佗曰：伤寒一日在皮，二日在肤，三日在肌，四日在胸，五日在腹，六日入胃。只在躯壳间约略分浅深，而并不署六经名色）。已上言经受病。夫外为经络，内为脏腑，表里界分，当如阳明分别经腑之法，分出孰为太阳经病，孰为太阳腑病，孰为少阳经病，孰为少阳腑病，孰为太阴经病，孰为太阴脏病，少阴厥阴，经病脏病，逐一致详。然邪在阳经，阳初被郁，方勃勃欲溃围而出，尚无向里之势，多有止在于经而不入腑者，故太阳篇热入膀胱一证，略举而不多及邪在阴经。已薄于里，邪气内攻，势必连脏，少有止在于经者，故三阴篇经证亦略举而不多及。盖一则表证多，一则里证多也。至若少阳，则居半表半里，经腑俱病，表里兼见，又无所庸其分别矣。

本经传本腑本脏，宜也，乃诸经之邪，皆得入胃，何也？以胃，土也，万物所归，又居中州，四方辐奏也。脾亦土而居中，何不入脾？曰：邪走空窍，胃上通咽门，下达二肠，其为空窍大矣，虚则能受也。

太阳在经，可汗而散也，在膀胱腑，可利而泄也。阳明在经，可汗而解也，在胃腑，可下而夺也。在经者，贼在外，开前门以逐之。在腑者，贼入里，开后门以逐之。赖有前后门可

---

① 程郊倩：即程应旄，字郊倩，清代新安县人，著有《伤寒论后条辨》。

开，故易为力也。若至少阳，则去前门已远，而胆又无出入路，则又无后门可开，将如之何？小柴胡一汤，虽名和解，究实商量于前后之去路，既无后户，自应仍走前门。其用柴胡，尤是引邪外出之意，而道远则不能尽出，余热自应当清。又恐郁热久而血液枯，非养阴无以为汗也，故用黄芩、甘草以清热滋阴，而后热解液充，津津然外透而解。此汗而兼清者，故不曰发汗，而曰和解也。至于三阴，则去前门愈远矣，而脾、肾与肝，又无后户，如何如何？不知前后既不可行，自不得不以邻国为壑，邪走空窍，胃实受之，于是大开众人之后门，而各家之贼，无不可由此以逐也。此序例所谓三阴受病，已入于腑，可下而已之义乎（按：三阴亦有不入里而从经外解者，必复发热，发热则邪还于表也，详三阴篇。玩①"序例已入于腑"句，则三阴固有不入腑者，不入于腑，又不还于表，将如之何？则从乎清解而已，亦详三阴篇）？

问：风为阳邪，故伤卫阳，寒为阴邪，故伤营阴，然乎？曰：否（风为阳邪，言风为卫分之邪，寒为阴邪，言寒为营分之邪，阳以卫言，阴以营言，非谓风属阳，寒属阴也）。冬月风厉寒严，总皆阴气，特有风始寒，不若无风亦寒之洌（诗曰：一之日觱发，言风寒也，二之日栗洌，言气寒也②。无风而寒，较有风乃寒为洌），因以伤之在营而深者为寒，在卫而浅者为风耳。要之寒甚之时，无风且寒，况加之以风乎？风寒皆能伤卫，皆能伤营，必强为分别，谓风伤卫而未及于营尚通，谓寒伤营而无与于卫，则卫居营外，未有不由外而能及内者也。

---

① 玩：研习。

② 一之日觱发……言气寒也：语出《诗经·七月》。一之日，二之日，即十一月、十二月，犹"十有一月之日""十有二月之日"。觱（bì）发，风寒冷。栗洌，寒冷。栗，通"凓"，《诗经·幽风·七月》："二之二栗"。

问：风为阳邪，性动，能开腠理，故有汗，故用桂枝止汗，寒阴邪，性凝闭，故无汗，故用麻黄发汗，然乎？曰：否。以风属阳，寒属阴，其谬前已辨之矣。至其有汗、无汗之别，则以伤卫邪浅，腠理虽闭而不固，闭则肌表之气早已郁于中，不固则热蒸之汗时复透于外，伤营邪深，不特闭而且固矣，此有汗、无汗之分也。然有汗、无汗虽殊，而表之受邪，均不可不为之解散，特以闭而不固者，无事用麻黄之猛，故去麻黄加芍药，为桂枝之缓解耳。桂枝何尝为止汗之剂乎？即曰止汗，亦在芍药，不在桂枝，桂枝仍为发散之品也。但服汤后，表邪解散，而自汗遂止（此汗以止汗，正如泻以止泻之义），则谓桂枝为止汗之剂亦可。然此以中风证桂枝汤言耳，今人不问何证何方，但入桂枝一味于内，谓可止汗，亦可哂①矣。

或曰：伤风有汗，热当随汗泄矣，安用治乎？曰：病之轻者，不药而愈，固有之矣。甚则汗之所泄无几（伤风之汗，时有时无，亦不多，不似热入阳明之常自汗淋漓也），热之所郁无穷，安在不治而可愈也？问：冬月之风，当与寒同属阴邪矣，若春之温风，夏之暑风，非阳邪乎？曰：然。然此当用辛凉，又不当用桂枝之辛热矣。

《内经》热病论②

黄帝问曰：今夫热病者（指传经热证言），皆伤寒之类也（直中传经，寒热虽殊，要皆外感于寒而病者也。但病名伤寒，似单指直中寒证言，而热与寒不同类，恐人疑传经热证，无与于伤寒，故特明之曰，皆伤寒之类），或愈或死，其死皆以六七日之间，其愈皆以十日以上者，

---

① 哂：讥讽、嘲笑。
② 内经热病论：即《素问·热论》第三十一。

何也①？

　　岐伯对曰：巨阳者（即太阳），诸阳之属也，其脉连于风府（风府，穴名，在脑后发际上一寸，督脉经穴。太阳脉夹督脉而行，交巅络脑，与督脉会于晴明，则必有相连风府之处矣），故为诸阳主气也（犹云为阳明、少阳纲领。此明太阳居表，风寒从此而入）。人之伤于寒也，则为病热（经气被表寒所郁而热也），热虽甚，不死（以病止在经也）。其两感于寒而病者（谓病热也），必不免于死（详下文）。

　　帝曰：愿闻其状。

　　岐伯曰：伤寒一日，巨阳受之，故头项痛，腰脊强（其脉交巅络脑，下项循肩，夹脊抵腰，为风寒所滞，故强痛）。二日阳明受之，阳明主肉，其脉夹鼻络于目，故身热目痛而鼻干（此经病），不得卧也（此腑病。经曰：胃不和则卧不安②）。三日少阳受之，少阳主胆，其脉循胁络于耳，故胸胁痛而耳聋③。四日太阴受之，太阴脉布胃中络于嗌，故腹满而嗌干。五日少阴受之，少阴脉贯肾络于肺，系舌本，故口燥舌干而渴。六日厥阴受之，厥阴脉循阴器而络于肝，故烦满而囊缩（已④上皆伤寒而病热之证。由表传里，渐次如此，所谓传经热证也）。三阴三阳、五脏六腑皆受病（观此，可知传足不传手之说大谬矣），营卫不行，五脏不通，则死矣（此应"其死皆以六七日之间"句）。其不两感于寒者，七日巨阳病衰，头痛少愈。八日阳明病衰，身热少愈。九日少阳病衰，耳聋微闻。十日太阴病衰，腹减如故，则思饮食。十一日少阴病衰，

---

①　何也：此句后，《素问·热论》第三十一原文有"不知其解，愿闻其故"。

②　胃不和则卧不安：语出《素问·逆调论》。

③　故胸胁痛而耳聋：此句后，《素问·热论》第三十一原文有"三阳经络，皆受其病，而未入于脏者，故可汗而已"。

④　已：同"以"。

渴止不满，舌干已而嚏（少阴脉络肺，肺病得泄，阴阳气得复，故上通而嚏）。十二日厥阴病衰，囊纵，少腹微下，大气皆去（热气尽除也），病日已矣（此应"其愈皆以十日以上"句。按：诸经证，七日后始得递罢，是七日以前，三阴三阳皆病可知也。上言死，此言愈者，以非两感重证，或病止在经，未及脏腑，故愈耳。所谓或愈或死，不必如两感之必死也。其不两感句，犹云其非死证者）。

帝曰：治之奈何？

岐伯曰：治之各通其脏脉（该腑脉说）。病日衰已矣，其未满三日者，可汗而已，其已满三日者，可泄而已（所谓在表宜汗，在里宜下也）。

帝曰：其病两感于寒者，其脉应与其病形如何①？

岐伯曰：两感于寒者，病一日则巨阳与少阴俱病，则头痛（太阳），口干而烦满（少阴）。二日则阳明与太阴俱病，则腹满（太阴），身热，不欲食，谵语（阳明）。三日则少阳与厥阴俱病，则耳聋（少阳），囊缩而厥（厥阴），水浆不入，不知人，六日死。

帝曰：五脏已伤，六腑不通，营卫不行（三日之内已如是矣），如是之后，三日乃死，何也？

岐伯曰：阳明者，十二经脉之长也，其血气盛，故不知人三日（三日已不知人，又三日，合六日），其气乃尽，故死矣（言胃气未遽绝，虽病至不知人，而必待气尽乃死也。此亦应"其死当以六七日"句。两感三日遍六经，较六日遍者为速一倍，则其暴可知。然二症皆推到脏腑受伤乃死，然则病止在经者，不死可知矣。但六经俱病，鲜有脏腑不病者，故寻常伤寒，则言或愈或死，两感暴速，则言必死耳。后人不明此义，不分在经在脏，概云两感不救，误矣。再按：两感为倍速之病，则凡势骤而暴者，皆可危，不必泥定表里两经齐病之说。读古人书，须得其言外之意，毋胶柱

---

① 如何：《素问·热论》第三十一作"何如"。

而鼓瑟①也）。

凡病伤寒而成温者，先夏至日为病温，后夏至日为病暑（此叔和序例。冬月伤寒，至春夏乃发者，名温暑之粉本也。有辨见叔和序例中），暑当与汗皆出，勿止（言当任汗之自出，不当止之也。盖暑病多汗，暑邪随汗泄，岂可止之而闭邪在里乎）。

王叔和序例②

《阴阳大论》云：春气温和，夏气暑热，秋气清凉，冬气冷冽，此则四时正气之序也（正气对下异气言，为通篇眼目）。冬时严寒，万类深藏，君子固密，则不伤于寒，触冒之者，乃名伤寒耳。其伤于四时之气，皆能为病，以伤寒为毒者，以其最成杀厉之气也。

中而即病者，名曰伤寒。不即病者，寒毒藏于肌肤，至春变为温病，至夏变为暑病。暑病者③，热极重于温也（喻嘉言④驳之云：经言冬伤于寒，春必病温矣，未尝言夏必病暑也。暑自是夏月正病，乌有冬时伏寒，至春不发，至夏始发之理乎？程郊倩则曰：经云冬伤于寒，"寒"字指肾言，肾于时为冬，于气为寒，冬伤于寒，犹言伤肾也。故又云：冬不藏精，春必病温。因其人纵欲伤精，阴虚火炎，故至春夏而发为温热之病。叔和错认，以为外伤风寒，谬矣。按：叔和此说，实本《内经·热病论》"凡病伤寒而成温者，先夏至日为病温，后夏至日为病暑"数句，及《温疟

----

① 胶柱而鼓瑟：鼓瑟时胶住瑟上的弦柱，就不能调节音的高低。比喻固执拘泥，不知变通。语出《史记·廉颇蔺相如列传》："王以名使括，若胶柱而鼓瑟耳。"

② 王叔和序例：即王叔和《伤寒例》。

③ 者：原脱，据王叔和《伤寒例》补。

④ 喻嘉言：即喻昌，字嘉言，明末清初著名医学家，江西南昌府新建（今南昌市新建县）人，因新建古称西昌，故晚号西昌老人，著有《寓意草》《尚论篇》《尚论后篇》《医门法律》等。

论》来。予细玩《热病论》，"伤寒"字未尝确指冬月言，或是说春夏感于风寒，则病名温暑，叔和援据不的，亦未可定。而《温疟论》则明云：温疟得之冬中于风，寒气藏于骨髓中，至春则阳气大发，邪不能自出，因遇大暑，脑髓烁，肌肉消，腠理发泄或有所用力，邪与汗皆出。此病藏于肾，其气先从内出之外也。则叔和之说，固有所本，而喻、程二家之弹驳①，叔和不任受矣，但予于此，终有疑焉。盖人身元气壮实，邪不能入，邪之所凑，其气必虚，使虚在火而寒邪，则寒邪深入骨髓，当为直中矣，岂能安然待至春夏而后发也，使虚在水而热耶？则寒热不同气，势必拒击，安能耦居②无猜，历春而至夏也？内藏者为寒邪矣，不识久藏骨肉中，依然不改其寒耶，则其发也，仍是寒病，不应变为温热也。如以为随时令而变耶，则沉阴沍寒③，忽转温热，正是阳回佳兆，又何病之云也？又不识其发于春夏也，为藏之久而自发，无待于外耶？则《温疟论》固谓邪不能自出也，如必待感于温暑之气而后发，则二气自能为病，安知非感温气者自病温，感热气者自病热，而何必种根伏蒂于冬寒也？且春夏之病，必推原于冬，则冬之伤寒，亦当推原于夏秋矣。遥遥华胄④，何处寻宗问祖乎？叔和亦云：伤于四时之气，皆能为病，而又何必为之推原也？春气发动，尚不能出，不识藏之许久，亦有作动时耶，既无明言，则是未尝为害也。及至暑令，随汗而泄，则贼已离家，所为害者，自是暑热之气，于伏寒无涉。夫何关于轻重，而必复为之追论也？窃意《内经》未必出于岐黄，大抵后人穿凿附会者多，尽信书，则不如无书，吾欲奉孟子以为断也。或曰：中蛊毒者，毒重则发速，轻则发迟。以此推之，寒邪遍伤周身，则当时郁热，止伤一处，则郁久乃发可知矣，子何疑之乎？曰：如果久郁成热，则虽不感温暑，亦必自发，而必谓发因温暑何耶？且春自有温病，夏自有暑病，而必谓种根于冬寒，反将二时正气为病抹煞，亦无谓矣）。**是以辛苦之人，春夏多温热病，皆由冬时触寒所致，非时行之气**

---

① 弹驳：弹劾驳斥。
② 耦居：两个同处。
③ 沍（hù）寒：不得见日，极为寒冷。
④ 华胄：华夏后代，中华民族的子孙。

也（已上言冬时正气为病。不论当时即病，过时乃病，皆为正气所伤。盖发之时虽不同，而冬伤于寒则同也）。

凡时行者，春时应暖而反大寒，夏时应热而反太凉，秋时应凉而反大热，冬时应寒而反大温，此非其时而有其气。是以一岁之中，长幼之病，多相似者，此则时行之气也（对上正气为病言，此则异气为病也。正气病，惟触冒者乃受之，异气为病，则人率受之矣）。夫欲候知四时正气为病，及时行疫气之法，皆当按斗历①占之。

九月霜降节②后，宜渐寒，向冬大寒，至正月雨水节后宜解也。所以谓之雨水者，以冰雪解而为雨水故也。至惊蛰二月节后，气渐和暖，向③夏大热，至秋便凉（已上明四时正气如此）。从霜降已后，至春分以前，凡有触冒霜露（互风寒言），体中寒即病者，谓之伤寒也（此是冬时正气为病）。

其冬有非节之暖者，名曰冬温。冬温之毒，与伤寒大异。冬温复有先后，更相重沓，亦有轻重（此是冬时异气为病），为治不同，证如后章（指下文温疟四症）。

从立春节后，其中无暴大寒，又不冰雪，而有人壮热为病者，此属春时阳气发于外（原文无"外"字，从《准绳》增入），冬时伏寒，变为温病（此亦正气为病）。

从春分已后，至秋分节前，天有暴寒者，皆为时行寒疫也（此亦异气为病，就春夏言）。

三月四月，或有伤寒④，其时阳气尚弱，为寒所折，病热

---

① 斗历：即农历。古代以北斗星斗杓运转所指以定四时，故称。
② 节：原脱，据王叔和《伤寒例》补。
③ 向：原作"至"，据王叔和《伤寒例》改。
④ 伤寒：王叔和《伤寒例》作"暴寒"。

犹轻。五月六月，阳气已盛，为寒所折，病热则重。七月八月，阳气已衰，为寒所折，病热亦微。其病与温及暑病相似，但治有殊耳①（此申春夏异气为病，轻重如此，与上冬时异气亦有轻重，为治不同，对锁作章法）。

十五日得一气，于四时之中，一时有六气，四六名为二十四气也。然气候亦有应至而不至，或有未应至而至者，或有至而太过者，皆成病气也（此又明四时之气虽正，亦有至之迟速不一，与太过不及之别，虽不若冬温夏寒之怪异，而亦足以为病也）。但天地动静，阴阳鼓击者，各正一气耳。是以彼春之暖，为夏之暑，彼秋之忿，为冬之怒（言正气之代嬗②有序有渐也。忿发怒号以风言）。是以冬至之后，一阳爻升，一阴爻降也。夏至之后，一阳气下，一阴气上也。斯则冬夏二至，阴阳合也（阳极阴生，阴极阳生，二者交代，故曰合），春秋二分，阴阳离也（阳盛阴退，阴盛阳退，故曰离），阴阳交易，人变病焉（交易，犹云错乱）。此君子春夏养阳，秋冬养阴，顺天地之刚柔也。

小人触冒，必婴③暴疹。须知毒烈之气，留在何经，而发何病，详而取之。是以春伤于风，夏必飧泄④，夏伤于暑，秋必病疟，秋伤于湿，冬必咳嗽，冬伤于寒，春必病温，此必然之道，可不审明之（此段应上文"触冒伤寒，毒留肌肤，至春发为温病"一段）。

伤寒之病，逐日浅深，以施方治。今世人伤寒，或始不早

---

① 耳：原脱，据王叔和《伤寒例》补。
② 代嬗：前后递迁、演变。
③ 婴：遭受。
④ 飧泄：中医病名。指大便泄泻清稀，并有不消化的食物残渣。多因肝郁脾虚，清气不升所致。

治，或治不对病，或日数久淹，困乃告医，医人又不依次第而治之，则不中病。皆宜临时消息制方，无不效也。今搜采仲景旧论，录其证候，诊脉声色，对病真方，有神验者，拟防世急也。又土地温凉高下不同，物性刚柔餐居亦异，是故黄帝与四方之问，岐伯举四治之能，以训后贤，开其未悟者。临病之工，宜须两审也（此段明所以采辑《伤寒论》，又示人当更审《内经》所言，以为活法也）。

凡伤于寒，则为病热，热虽甚，不死。若两感于寒而病者，必死。

尺寸俱浮者，太阳受病也，当（一二）日发，以其脉上连风府，故头项痛，腰脊强。尺寸俱长者，阳明受病也，当二三日发，以其脉夹鼻，络于目，故身热目痛，鼻干，不得卧。尺寸俱弦者，少阳受病也，当三四日发，以其脉循胁，络于耳，故胸胁痛而耳聋。此三经皆受病，未入于腑者，可汗而已。尺寸俱沉细者（传经热邪，脉未必细，而举细为言者，细犹为热，则大可知），太阴受病也，当四五日发，以其脉布胃中，络于嗌，故腹满而嗌干。尺寸俱沉者，少阴受病也，当五六日发，以其脉贯肾，络于肺，系舌本，故口燥舌干而渴。尺寸俱微缓者，厥阴受病也，当六七日发，以其脉循阴器，络于肝，故烦满而囊缩。此三经皆受病，已入于腑者，可下而已（喻云：入腑未入腑，少变《内经》入脏原文，甚精）。

若两感于寒者，一日太阳受之，即与少阴俱病，则头痛口干，烦满而渴。二日阳明受之，即与太阴俱病，则腹满身热，不欲食，谵语。三日少阳受之，即与厥阴俱病，则耳聋，囊缩而厥，水浆不入，不知人者，六日死。

若三阴三阳，五脏六腑皆受病，则营卫不行，脏腑不通，则死矣（“三阴三阳”数句，《内经》本就逐日单传者言，叔和移缀两感下，以与“热虽甚，不死”句相妨，与“两感必死”句相符也）。其不两感于寒，更不传经（“更不”当作“不更”，言不再传也。再传说见《太阳篇》末条），不加异气者（异气，谓冬温也），至七日，太阳病衰，头痛少愈也。八日，阳明病衰，身热少歇也。九日，少阳病衰，耳聋微闻也。十日，太阴病衰，腹减如故，则思饮食。十一日，少阴病衰，渴止，舌干已而嚏也。十二日，厥阴病衰，囊纵，少腹微下，大气皆去，病人精神爽慧①也（此详伤寒症候，皆《内经》原文参入脉法，亦大概耳。当于论中详求，不可泥）。

　　若过十三日已上不间，尺寸陷者，危（病久脉陷，邪盛正衰也）。若更感异气，变为他病者，当依旧坏证病而治之（入此节，与上冬温节相应。更感异气，谓冬月感寒时，兼感非节之冬温也。他病，指下温疟四症言。坏症，仲景论中只有两条，亦不立治法，此不知何指）。若脉阴阳俱盛（恐即仲景所谓伤寒浮紧），重感于寒者（言冬月伤寒，兼伤冬温，伏藏至春，重感于时行之寒也），变为温疟。阳脉浮滑，阴脉濡弱者（即仲景所谓中风浮缓也），更遇于风（冬中风，兼感冬温，至春又伤风），变为风温。阳脉洪数，阴脉实大者（冬伤寒而兼感冬温，至春发为热病也），更遇温热（至春发时又感热），变为温毒，温毒为病最重也。阳脉濡弱，阴脉弦紧者（冬伤寒兼冬温，而春发病温也。温为春气，弦为春脉，故扭合为言耳），更遇温气（至春发时，更感于温），变为温疫（按：伏寒变为温暑之说，前已驳正。则温自是春令之病，风温即春温，风木为春气，故又名风温耳。温疟，则温病之往来寒热如疟者，如伤寒之有少阳症也。温毒，亦即温病之甚者。温疫，又天行之厉气。皆与冬伤于寒无涉，另有说，附本篇后）。以此冬伤于寒，发为温病，脉

①　爽慧：明慧。

之变证，方治如法（如法，言应如法也，详下文）。

凡人有疾，不时即治，隐忍冀差，以成锢疾。小儿女子，益以滋甚。时气不和，便当早言。寻其邪由，及在腠理，以时治之，罕有不愈者。患人忍之，数日乃说，邪气入藏，则难可制。此为家有患，备虑之要。

凡作汤药，不可避晨夜，觉病须臾，即宜便治，不等早晚，则易愈矣。如或差迟，病即传变，虽欲除治，必难为力。服药不如方法，纵意违师，不须治之（浅赘，可删）。

凡伤寒之病，多从风寒得之。始表中风寒，入里则不消矣，未有温覆而当不消散者。不在证治，拟欲攻之，犹当先解表，乃可下之。若表已解，而内不消，非大满（内不实也），犹生寒热（表症尚在也），则病不除。若表已解，而内不消，大满大实，坚有燥屎，自可除下之，虽四五日，不能为祸也。若不宜下，而便攻之，内虚热入，协热遂利，烦躁诸变，不可胜数，轻者困笃，重者必死矣。

夫阳盛（犹言热盛于里也）阴虚（热盛则伤阴液也），汗之则死，下之则愈。阳虚阴盛（表阳虚而风寒之阴邪中之），汗之则愈，下之则死。夫如是，则神丹（是当时表药）安可以误发？甘遂（当时下药）何可以妄攻？虚盛之治，相背千里，吉凶之机，应若影响①，岂容易哉？况桂枝下咽，阳盛则毙（即上内热盛，汗之则死之说），承气入胃，阴盛乃亡（即上热未入里，下之则死之说。曰则死则毙则亡，甚言之以垂戒也）。死生之要，在乎须臾，视身之尽，不暇计日。此阴阳虚实之交错，其候至微，发汗吐下之相反，其祸至速，而医术浅狭，懵然不知病源，为治乃误，使病者殒殁，自谓其分，

---

① 影响：如影之随形，响之随声，多用以形容感应迅捷。

至令冤魂塞于冥路，死尸盈于旷野。仁者鉴此，岂不痛欤？

凡两感病俱作，治有先后（表急先解表，里急先攻里也），发表攻里，本自不同，而执迷妄意者，乃云神丹甘遂，合而饮之，且解其表，又除其里，言巧似是，其理实违。夫智者之举措也，常审以慎，愚者之动作也，必果而速，安危之变，岂可诡哉？世上之士，但务彼翕习①之乐，而莫见此倾危之败，惟明者居然能护其本，近取之②身，夫何远之有焉？

凡发汗温服汤药，其方虽言日三服，若病剧不解，当促其间，可半日中进三服。若与病相阻，即便有所觉。病重者，一日一夜，当晬时③观之。若服一剂，病证犹在，故当复作本汤服之，至有不肯汗出，服三剂乃解。若汗不出者，死病也。

凡得时气病，至五六日，而渴欲饮水，饮不能多，不当与也，何者？以腹中热尚少，不能消之，便更与人作病也。至七八日，大渴，欲饮水者，犹当依证而与之。与之当令不足，勿极意也，言能饮一斗，与五升。若饮而腹满，小便不利，若喘若哕，不可与之也。忽然大汗出，是为自愈也。

凡得病，反能饮水，此为欲愈之病。其不晓病者，但闻病饮水自愈，小渴者乃强与饮之，因成其祸，不可复数也。

凡得病，厥脉动数，服汤药更迟，脉浮大减小，初躁后静，此皆愈证也。

凡治温病，可刺五十九穴。又身之穴，三百六十有五，三十六穴，灸之有害，七十九穴，刺之为灾，并中髓也。

凡脉四损，三日死。平人四息，病人脉一至，名曰四损。

---

① 翕习：亲近，和谐。
② 之：王叔和《伤寒例》作"诸"。
③ 晬时：中医术语，即一周时，指一天的某一时辰至次日的同一时辰。

脉五损，一日死。平人五息，病人脉一至，名曰五损。脉六损，一时死。平人六息，病人脉一至，名曰六损。

脉盛身寒，得之伤寒。脉虚身热，得之伤暑。

脉阴阳俱盛，大汗出不解者，死。脉阴阳俱虚，热不止者，死。脉至乍疏乍数者，死。脉至如转索者，其日死。谵言妄语，身微热，脉浮大，手足温者，生。逆冷，脉沉细者，不过一日死矣。此以前是伤寒热病症候也。

附：论温暑温疫

或问：子以温暑非发于冬时伏寒，是诚春夏外感之证矣，不识所感何邪乎？

曰：有二。一为风邪。盖春初风寒料峭①，夏月人多贪受风凉，因而生病。此与伤寒异时同理。一为气邪。则感温气而病温，感热气而病热也，感风邪者，但名感冒，此名温暑病，是指感气邪者言。

问：暑气酷烈，感之致病宜也，春温则气本和煦，何能病人？

曰：春阳发动，地气升腾，不无秽浊，受其蒸薰②，满闷不行，固有因之为病者矣。

问：伤寒恶寒，伤热应恶热，而仲景有温病不恶寒之说，又有中暑恶寒之说，何也？

曰：伤热恶热，此温暑之所以不恶寒也。若汗大出，腠理疏，表虚者，不任风寒，故亦有恶之者。然居帏室，则又增闷，非若伤寒之恶寒欲得衣被也（温病虽有汗而不多，腠理不甚疏，故不言

---

① 料峭：略带寒意。
② 薰：通"熏"。《汉书》云："薰以香，自烧，此用其根也。"

恶寒。暑病汗多而腠疏矣，故言恶寒）。且当病发之时，又感风寒，固有之矣，其恶寒宜也。

春夏感风邪而病，与冬月伤寒，皆须发表。但冬用辛热，以外热而内未热，因冬时阳气潜伏，未甚发动故也。若春夏，则阳气大发，表里俱热，宜用辛凉双解矣。感气邪而病温暑，亦用辛凉，但凉多辛少，汗多者，加敛汗之药为宜。若其人阴虚火炎，因春夏阳气大发而病热，初不因感风寒与温暑之气者，此即经所言冬不藏精，春必病温。自是内伤一门，只从内治，不关于表也。

外感风寒与外感温暑，发热之理同乎？曰：感风寒发热，是外感郁闭内气为热，感温暑发热，是外气增助内气为热也。然则伤寒解表，是驱外来之寒邪，而内热得泄而解。然必兼助其里，不然则无力托邪，所以不可用辛凉。伤暑解表，是驱外来之热邪，而内热无助乃衰。然必兼清其里，不然则内外固结而不解，所以不可用辛热也（若汗多气泄，所谓大热伤气也，热药固不可用，但须加人参，观白虎之用人参可见。又中暑有内无大热者，以阳大泄于外，故里无热也。其脉必虚，则温热亦可用）。

冬伤寒，夏伤暑，春温秋燥，长夏湿，皆当时之气为病也。至若《序例》之所云冬温夏寒疫，则非时之气为病也，亦曰天行病。至于温疫，则又天行邪气之至毒者，邪多从口鼻吸入，非必有风寒侵其皮肤也。邪入乱正，拂郁烦扰，行运失常而发为热，热自内出，表证见焉。及其壅盛于外，不能泄越，里复郁炽，内证见焉。所感者至厉之气，则病气亦复至毒，尸气更复秽恶，宜其易于传染也。其所以盛于春夏者，以春夏之气，升浮温热，邪气与之蒸浮，充满弥纶①，无处可避也。至若秋

---

① 弥纶：周遍包罗。

冬，凉风一扫，酷除秽涤，不复为患矣。其受病与伤寒不同，伤寒从皮毛入，此从口鼻入也。又与温暑不同，彼所感者，犹是天地之正气，此所感者，天地之邪气也。又与冬温、夏寒疫不同，彼虽为失令之邪，而不若此之邪而且毒也。喻嘉言云：伤寒邪中外廓，一表即散，瘟疫邪行中道，表之不散。伤寒邪入胃府①，一下可愈，瘟疫邪遍三焦，散漫不收，下之不除。深得瘟疫情状。

《伤寒论》序②

（汉长沙太守南阳仲景张机著）

余每览越人③入虢之诊，望齐侯之色，未尝不慨然叹其才秀也。怪当今居世之士，曾不留神医药，精究方术，上以疗君亲④之疾，下以救贫贱之厄，中以保身长全，以养其生。但竞逐荣势，企踵⑤权豪，孜孜汲汲⑥，惟名利是务，崇饰其末，忽弃其本，华⑦其外而悴⑧其内。皮之不存，毛将安附焉？卒然遭邪风之气，婴非常之疾，患及祸至，而方震栗。降志屈节，钦望巫祝，告穷归天，束手受败。赍⑨百年之寿命，持至贵之重

---

① 府：通"腑"。
② 伤寒论序：即《伤寒卒病论集》序。
③ 越人：战国时名医扁鹊。
④ 君亲：君王与父母。
⑤ 企踵：踮起脚跟，形容急切仰望的样子。
⑥ 孜孜汲汲：心情急切的样子。
⑦ 华：使……华贵。
⑧ 悴：使……憔悴。
⑨ 赍：怀抱着，拿着。

器①，委付凡医，恣其所措。咄嗟呜呼！厥②身以毙，神明消灭，变为异物，幽潜重泉③，徒为啼泣。痛夫！举世昏迷，莫能觉悟，不惜其命，若是轻生，彼何荣势之云④哉？而进不能爱人知人，退不能爱身知己，遇灾值祸，身居厄地，蒙蒙昧昧，惷⑤若游魂。哀乎！趋世之士，驰竞浮华，不固根本，忘躯徇物，危若冰谷⑥，至于是也！

余宗族素多，向余二百。建安纪年以来，犹未十稔⑦，其死亡者，三分有二，伤寒十居其七。感⑧往昔之沦丧，伤⑨横夭之莫救，乃勤求古训，博采众方，撰用《素问》《九卷》《八十一难》《阴阳大论》《胎胪药录》，并平脉辨症⑩，为《伤寒杂病论》，合十六卷。虽未能尽愈诸病，庶可以见病知源。若能寻余所集，思过半矣。

夫天布五行，以运万物⑪，人禀五行⑫，以有五脏。经络腑俞，阴阳会通，玄冥幽微，变化难极。自非才高识妙，岂能探其理致哉？上古有神农、黄帝、岐伯、伯高、雷公、少俞、少师、仲文，中世有长桑、扁鹊，汉有公乘阳庆及仓公，下此以

---

① 重器：珍贵之宝器，此喻人的身体。
② 厥：他们的。
③ 重泉：九泉，旧指死者所归。
④ 何荣势之云：宾语前置，即"云何荣势"，谈什么荣华权势。
⑤ 惷（chǔn）：愚蠢，愚昧无知。
⑥ 危若冰谷：危险得如履薄冰，如临深谷一样。
⑦ 稔（rěn）：年，古代谷一熟为年。
⑧ 感：为……感慨。
⑨ 伤：为……悲伤。
⑩ 症：《伤寒卒病论集·序》作"证"。
⑪ 物：《伤寒卒病论集·序》作"类"。
⑫ 行：《伤寒卒病论集·序》作"常"。

往，未之闻也。观今之医，不念思求经旨，以演其所知，各乘家技，终始顺旧。省疾问病，务在口给，相对斯须，便处汤药。按寸不及尺，握手不及足，人迎趺阳，三部不参，动数发息，不满五十。短期未知决诊，九候曾无髣髴①，明堂庭阙，尽不见察，所谓窥管②而已。夫欲视死别生，实为难矣！

孔子云：生而知之者上也，学则亚之，多闻博识③，知之次也。余宿尚方术，请事斯语。

---

① 髣髴：也作"仿佛"，约略的形迹，模糊的印象。
② 窥管：管中窥物，比喻见识狭小。
③ 博识：学识渊博，见多识广。

卷 二

太 阳 篇

太阳受邪，浅而在表，治宜推之外出，不宜引之内入，发汗解肌，片言可毕。缘人之虚实不同，治之过误不一，则随变救逆，其法不得不详。又有统论证治，本非专属太阳，而叔和混行编入者，此本篇所以多至百余条也，须分别观之。

大抵叔和编次仲景《伤寒论》，凡曰太阳病者，入太阳篇，曰阳明病者，入阳明篇，各经仿此。其但曰伤寒病，而无可系属者，则凡是阳症，皆混入太阳，以太阳为三阳之首。阳明、少阳之病，皆自太阳传来，故系之太阳也。凡是阴证，皆混入厥阴，以厥阴为三阴之终。太阴、少阴之病，皆传至厥阴而极，故系之厥阴也。王金坛①论此颇详，见《准绳》②。

（一）太阳之为病，脉浮（在表故浮。兼下文浮缓、浮紧言），头项（项，后项也）强（不柔和也）痛（太阳经脉，上额交巅，络脑，还出别下项，连风府，为风寒所滞，故巅额脑后项俱强痛。头痛，三阳俱有之，太阴、少阴则无。厥阴脉与督脉会于巅顶，亦间有头痛，但无身热，可辨。又阳明头痛，当额而连目。少阳头痛，多在两角，与太阳有别）而恶寒（伤风寒而恶风寒，犹伤酒食而恶酒食也。盖本身之阳气，被风寒所郁，不得发越，方欲就温暖以宣通，故恶寒之遍闭。此总挈伤风、伤寒两证，下言太

---

① 王金坛：即王肯堂。字宇泰，一字损仲，号损庵，自号念西居士，江苏金坛人。明代官吏兼医学家，著有《证治准绳》《医镜》《新镌医论》《郁冈斋笔尘》等，辑有《古代医统正脉全书》。

② 准绳：即《证治准绳》。又名《六科证治准绳》或《六科准绳》，明代王肯堂撰，刊于1602年，全书以阐述临床各科证治为主。

阳病者，指此脉、此证而言也）。

（二）病有发热恶寒者，发于阳也；无热恶寒者，发于阴也（承上条恶寒来，言必发热之恶寒，乃是阳经阳症。若无热之恶寒，乃直中阴经之阴症，盖阴盛阳衰而恶寒，非阳症也）。发于阳者，七日愈，发于阴者，六日愈，以阳数七、阴数六也（阳属火，成数七，阴属水，成数六也，太凿①，可不泥）。

（三）病人身大热，反欲得近衣者（犹言恶寒），热在皮肤，寒在骨髓也（又承上条发热恶寒来，言亦有是阴症者，盖阴盛格阳，外虽热而内实寒，故恶寒，不可不辨也。更参少阴篇第十七条注）；身大寒，反不欲近衣者，寒在皮肤，热在骨髓也（此热入于内，故外凉。外虽凉而内实热，故不欲近衣。按：骨髓以内言，包脏腑在内）。

（四）太阳病，发热（风寒外束，本身之阳气不能发越，故郁而为热。手足亦温，伤寒则指间微冷）汗出（风寒浅在卫分，闭遏不固，卫分气盛，才郁便发热，热盛寒微，郁热能溃围少泄，故汗出。汗者，热蒸气成水也），恶风（或言伤风恶风，伤寒恶寒。恶风者，有风则恶，无风则否。伤寒，则有风固恶，无风亦恶。然可不泥，观论中每每互言可见），脉缓者（缓，对紧言，和柔之名，非迟缓也。盖发热，脉必数而不迟。热则筋脉纵弛，故脉和缓），名曰中风（中风，即伤风，伤之浅而在卫分者。此揭太阳中风脉症，后言太阳中风者，指此脉此症言也）。

（五）太阳病，或已发热，或未发热（终必热，若不热，则属阴证矣。然未热时，亦必头痛，与阴症无头痛者异，可辨也。寒深入，故发热较中风为迟），必恶寒体痛（寒邪深入营分，血气凝滞于经隧中，故全体皆痛，不仅如伤风头项强痛而已。按：此体痛，但拘急而已。若阴毒之体痛，则甚如被杖），呕逆（寒外束，毛孔闭，气无从越而上壅使然。句下当补"无汗"二字），脉阴阳（即尺寸）俱紧者（寒邪深入，则寒盛，营阴气

---

① 凿：确凿，明确。

弱，不能遏郁成热，热少寒多，寒则筋脉收引，故急劲有力，不若伤风之柔缓也），名曰伤寒（此伤之深而在营分者。按：风寒皆能伤卫，皆能伤营，以其浅在卫分，热多，名之曰风，深在营分，寒多，名之曰寒耳。不必泥分，说详提纲中。此揭太阳伤寒脉症，后言太阳伤寒病者，指此脉此症言也）。

此五条揭太阳脉症而分别伤风、伤寒也。

（六）太阳病，头痛发热，汗出恶风者，桂枝汤主之。

（七）太阳中风，阳浮而阴弱（三菽之重为肺脉，肺主气，卫分也，属阳，卫感风，故浮。六菽之重为心脉，心主血，营分也，属阴，营汗出，故弱。按：弱，即缓也，变文言弱者，以热蒸汗出，营不能固也），阳浮者，热自发（卫阳被郁而发热也），阴弱者，汗自出（缓为热，热扰营，营不能固，故汗出），啬啬（不足也）恶寒（肌被寒侵，怯而敛也），淅淅（洒淅也）恶风（肌因风洒，疏难御也），翕翕发热（熻熻然热也，若合羽所覆，热在皮毛间也），鼻鸣（伤风有鼻涕，伤寒无鼻涕）干呕者（气不外越则上壅，故鼻塞而有声。呕缘气上逆，非有物停阻，故干呕而无所出），桂枝汤主之。

（八）太阳病，发热汗出者，此为营弱卫强（强谓邪气实），故使汗出，欲救邪风者，宜桂枝汤主之（此互上条）。

（九）病人脏无他病（里和能食，二便如常也），时发热，自汗出而不愈者，此为卫气不和也（邪居之，故不和），先其时发汗则愈，桂枝汤主之（"先其时"三字疑衍。喻嘉言曰：时发热者，有时热有时不热也，故先其时发汗。程郊倩谓：中风发热，无止息时，此条是言杂病。盖虽无风邪，而卫既不和，亦可用此汤和之也。按：程说谬甚，无表邪岂有用桂枝之理？观第四十二条，则热固有或作或止者，盖症之轻者也）。

（十）病常自汗出者，此为营气和（营无寒侵，止有热扰，然汗常出，则热亦泄，故曰和。恐人误认营弱为阴虚，故此明之），营气和者外不谐，以卫气不共营气和谐故耳（言病自在卫，与营无干也）。以营行脉中（言无寒邪），卫行脉外（言有寒邪），复发其汗（汗常出而寒邪仍不全解，盖未得药力之故。此热蒸之汗，非表解之汗也，故须复发其汗），营卫和则愈，宜桂枝汤（今人动①云桂枝调和营卫，而不达其义，不知在中风症，则为散卫邪以泄营热，在伤寒症，则为佐麻黄以散营寒。盖营血为寒所凝，不能与卫气相通，桂入血分行营，枝如经络之分布，故入经络，温散其寒以通气血。若血热而非由外感，谬妄用之，误矣）。

（十一）太阳病，外症未解，脉浮弱者，宜以汗解，宜桂枝汤（已上六条，言桂枝为伤风主方。下三条，言麻黄为伤寒主方）。

（十二）桂枝本为解肌（言桂枝本为解肌轻剂，不胜发汗之任，盖止宜于伤风也），若其人脉浮紧，发热，汗不出者（是伤寒），不可与也（言当用麻黄重剂发汗也）。当须识此，勿令误也（剂轻则汗不出，而辛热之性，反以助热，故须用重剂发之，庶邪泄而热不留耳）。

（十三）太阳病，头痛发热，身疼腰痛，骨节疼痛，恶风（兼恶寒言）无汗（寒邪闭固，故无汗）而喘者，麻黄汤主之（中风止伤皮毛，未及血脉，故无身腰骨节疼痛）。

（十四）脉浮者，病在表（初起邪未甚，故但浮不紧），可发汗，宜麻黄汤。脉浮而数者（伤寒久热盛，故紧变为数），可发汗，宜麻黄汤。

此九条论麻、桂为太阳解表之主治也。然有不可概施者，详于下。

（十五）酒客不可与桂枝汤，得汤则呕，以酒客不喜甘故也（湿热素盛，才夹外感，必增满逆，当用辛凉撤热，辛苦消满）。

（十六）凡服桂枝汤吐者，其后必吐脓血也（亦湿热素盛，故不纳。吐则热愈淫溢于上焦，蒸为败浊，故吐脓血）。

（十七）衄家不可发汗，汗出必额上陷脉（指额角上陷中之脉）

---

① 动：动不动，常常。

紧急（血枯则筋脉急），目直视不得眴（同"瞬"，目睛转动也），不得眠（诸脉系于目，脉急则目直视而不能转动。不得眠，阴虚不能寐也。当参本篇七十、七十一两条）。

（十八）亡血家不可发汗，发汗则战栗而寒①（阴亡阳无偶，亦从汗脱也）。

（十九）疮家虽身疼痛（言虽伤寒而见身体痛症），不可发汗，汗出则痉（惯生疮之人，血为热灼而虚，且或溃败消耗，更汗以竭之，则筋脉失所养而痉）。

（二十）淋家不可发汗，发汗则便血（热畜②膀胱，肾水必乏，更汗以竭之，无水应热之逼，则必逼及于血矣）。

（廿一）咽喉干燥者，不可发汗（上焦津乏）。

（廿二）汗家重发汗，必恍惚心乱（汗为心液，平素多汗，更发之，则血枯，心失所养而神乱，必恍惚怔忡不宁），小便已阴疼（心与小肠为表里，心液虚则小便亦竭，故淋沥茎痛。一说阴，宗筋也，液去则失养，故疼。此于"已"字之义为贴切），与禹余粮丸（方缺）。

（廿三）脉浮紧者，法当身疼痛，宜以汗解之。假令尺中脉迟者（迟，即弱涩之意。若作迟数之迟，则六脉一体，无尺独迟之理），不可发汗。何以知之然？以营气不足，血少故也。

（廿四）脉浮数者，法当汗出而愈。若下之，身重心悸者（气虚不运，故重。血虚不安，故悸。悸者，心虚，惕惕然不自安也。又有因水停者，火为水逼，不安而动。见二十七条），不可发汗，当自汗出而解（既属虚证，纵表未解，亦不可发汗）。所以然者，尺中脉微（此句互上心悸血虚，肾水竭也），此里虚，须表里实，津液自和，便自汗

---

① 战栗而寒：《伤寒论·卷第三·辨太阳病脉证并治中第六》作"寒栗而振"。

② 畜：积，积聚。后作"蓄"。

出愈（当用小建中）。

此十条皆不可汗者也。凡汗之不当，致变多端，详于下。

（廿五）发汗后，水药不得入口为逆，若更发汗，必吐下不止（此因发汗亡阳中寒，故不特不能饮水，即药亦拒。若更汗，则阳益外越，中益虚寒而上吐下利矣）。

（廿六）病人里有寒，复发汗，胃中冷，必吐蛔（详厥阴篇第五条）。

（廿七）太阳病发汗，汗出不解，其人仍发热（似宜再汗），心下悸，头眩（眩，眩晕，非玄而见玄，眼黑而头旋也。乃其人肾寒阳虚，汗之太过，不特虚其上中之阳，即下焦真阳亦越，肾寒夹水上凌则心悸，虚阳上冒则头眩），身𥆧动（阳虚则不能温筋肉，筋肉寒则抽引而动），振振欲擗地者（振振，战摇也。擗地，未详），真武汤主之（姜、附温肾回阳，茯苓降水气之逆，使从小便出。观汤注云：若小便利，去茯苓。可见茯苓以治小便不利也。又因姜、附走而不守，故用芍药敛之，使入阴分）。

（廿八）太阳病发汗，遂漏不止，其人恶风（表疏复加风袭故也），小便难（津液外泄而不下渗，兼肺气外脱，而膀胱之化不行），四支①微急，难以屈伸者（无阳以温四支，则劲急而不柔），桂枝加附子汤主之（温中而兼实表）。

（廿九）发汗病不解，反恶寒者，虚故也（发汗则表解，应不恶寒，今恶寒，则阳虚可知。病不解，言表病虽解，而营卫俱弱，不得愈也），芍药甘草附子汤主之。

（三十）发汗后，身疼痛（阳亡血虚，阴凝不运，故痛也），脉沉迟者（以此知身疼为血虚而寒。若浮紧，则身痛为邪实矣），桂枝汤加芍药、生姜各一两，人参三两，名新加汤主之。

---

① 支：通"肢"。《淮南子》云："四支不勤。"

（卅一）发汗过多，其人叉手自冒心，心下悸，欲得按者（阳虚而心惕惕然不能自守，按则定，不按则不定也），桂枝甘草汤主之。

（卅二）未持脉时，病人叉手自冒心，师因教试令咳而不咳者，此必两耳聋无闻也（开后人餂取①之门）。所以然者，以重发汗，虚故如此。

（卅三）发汗后，脐下悸，欲作奔豚者（心阳大泄，则肾中寒水上攻），茯苓桂枝甘草大枣汤主之（参看第百二十五条）。

（卅四）发汗后，腹胀满者（阳泄中寒，阴凝不运），厚朴生姜甘草半夏人参汤主之。

（卅五）病人脉数，数为热，当消谷引食（内热则脾胃健运，故能消谷。然大热而膜胀结寔②，则又不能食，不可不知），食反吐者（胃寒也。然热甚格拒亦吐，但热格者随食随吐，寒者食后乃吐耳），此以发汗，令阳气微，膈气虚，脉乃数也（内寒逼热于外，阳浮而动，故数）。数为客热（寒在内为主，热在外为客），不能消谷，以胃中虚冷，故吐③也。

（卅六）伤寒脉浮，自汗出（表邪），小便数（即清利意，其无里热可知），心烦（阴逼阳浮，故烦），微恶寒，脚挛急（下寒，筋脉收引）。反与桂枝汤，欲攻其表，此误也。得之便厥（阳随汗泄，故手足冷），咽中干（汗出，津液虚也），烦躁（虚阳上浮），吐逆者（阴邪上逆），作甘草干姜汤与之，以复其阳。若厥愈足温者，更作芍药甘草汤与之，其脚即伸（用芍药甘草汤，喻云：虑前汤辛热伤阴，足挛转锢，故用此以和阴。愚谓：足挛以寒，用热正当，何至即便燥血？程云：非为复阴起见，乃继干姜甘草汤而引阳气入阴也。亦属强解，当阙疑）。

---

① 餂（tiǎn）取：诱取。

② 寔：通"实"。《东京赋》云："寔蕃有徒。"

③ 吐：原脱，据《伤寒论·卷第三·辨太阳病脉证并治中第六》补。

若胃气不和，谵语者，少与调胃承气汤（汗出，小便数，胃干，故便结。虚阳上浮，故谵语。虽非实热症，而在用热剂回阳之后，则亦不妨少与承气也）。若重发汗，复加烧针者（用桂枝已误，何堪更误？阳亡益甚矣），四逆汤主之。

问曰：证象阳旦（此设问答以伸上义。阳旦，成注谓是桂枝别名，喻云非也。仲景有阳旦、阴旦二汤，阳旦者，如天日晴暖，及春夏温热之谓；阴旦者，风雨晦冥，及秋冬寒凉之谓。只一桂枝汤，遇时令寒凉，则增桂，名阴旦汤；遇时令温热，则加黄芩，名阳旦汤。后世失传，因谓桂枝不宜于春夏，皆不知此义耳。按：《活人书》有阳旦汤，喻氏之说似可从），按法治之（喻云即桂枝加黄芩也）而增剧，厥逆，咽中干，两胫拘急而谵语（胫急，原症也，其余增症也。总叙以起下文，非谓胫急为误治增剧也）。师言夜半手足当温，两脚当伸，后如师言，何以知之？答曰：寸口脉浮而大，浮则为风（条首言伤寒脉浮，此言浮则为风，可见风寒原可通言矣），大则为虚，风则生微热，虚则两胫挛（阳虚不温下部，故收引也）。病症象桂枝（此句明误用桂枝之故），因加附子参其间，增桂令汗出。附子温经，亡阳故也（喻云：桂枝增桂，名阴旦汤。盖前用阳旦而误，故用阴旦救之。而且加附子，所以挽黄芩之失也。愚按：前文既云不可攻表，何故又令汗出？岂有附子可恃，不畏重亡其阳乎？且前言作甘草干姜汤，未尝言作阴旦加附子也。窃意因加当作应加，言此症虽象桂枝，但里寒，不可徒攻其表，宜加附、桂以温中，庶汗出而阳不亡耳）。厥逆，咽干烦躁，阳明内结，谵语（此六字应移在下文尔。乃胫伸句下，趁笔总叙于此耳）烦乱，更饮甘草干姜汤（大意谓本应用桂枝加附、桂，而反用阳旦，故见厥逆，咽干烦躁，则当饮甘草干姜汤以回其阳也）。夜半阳气还，两足当热，胫尚微拘急，重与芍药甘草汤，尔乃胫伸。以承气汤微溏，则止其谵语，故知病可愈。

此数条皆汗之或过或误而不当者也，致变不一，而详于亡阳者。盖人但知辛热之汗剂能亡液，而不知其能亡阳也，故详举以示戒耳。不当汗而汗，致变如是，则遇不可汗之人，当急其里而后其表矣，详如下。

（卅七）病发热头痛，脉反沉（太阳应浮而反沉者，由内阳虚寒，不能外托，故沉而不鼓也。或疑发热既为阳郁，则其人有火可知，何故又内寒？曰：内虽寒，而肌表之阳固在，所以能发热也。若并表阳俱无，则当为直中矣。原文"脉反沉"下，有"若不差"三字，无谓，故删之），身体疼痛，当温①其里，宜四逆汤（此当与少阴篇第三十九条参看）。

（卅八）伤寒二三日，心中悸而烦者（由其人阴虚而阳动欲越，故心跳动而虚烦不安。大抵先烦后悸是热，先悸后烦是寒），小建中汤主之（即桂枝汤倍芍药，加饴糖也。邪在太阳宜表，但恐阴虚阳越，故加饴糖以补脾阴，而倍芍药以收之）。呕家不可与建中汤，以甜故也（即酒客不可与桂枝之意）。

（卅九）伤寒脉结代，心动悸者（心主血液，血液素虚之人，心为热乘，则动悸，而脉不能接续），炙甘草汤主之（与上用建中同，而此之心动悸，而加以脉结代，则血虚极矣，故于滋阴清热品中加人参，阳生阴长之义也）。脉按之来缓，而时一止复来者，名曰结（邪气结滞。详辨脉）。又脉来动而中止（血虚气欲越，故动。血气俱虚，不能接续，故中止），更来小数（止而更来，加以小数，则动而欲越益甚），中有还者（即中止更来也）反动（即加数也。然恐无此重叠文法，且"反"字亦无谓，疑有错误），名曰结阴也（阳根于阴，阳动欲越，由阴虚无依，其结实由阴虚来，故曰结阴）。脉来动而中止，不能自还（止而即来，曰还。止而久不来，曰不能自还），因而复动（久之又动也。若竟不动，则为脉绝，不名代矣），名曰代阴也（结者，但结滞耳。随即复还，言还其本来面目也。此久而后动，有如前之脉已失，而今此之动者，若别有更替者然，故名曰代也）。得此脉者，为难治。

---

① 温：《伤寒论·卷第三·辨太阳病脉证并治中第六》作"救"。

此三条论里虚者，当急顾其里，而不可用汗剂发表可知。则麻、桂虽太阳主方，而用之正不可轻易矣。故即壮实之人，一汗再汗，亦自无妨者，苟邪稍衰，便从缓解，无非防其太过，有伤正气耳，详于下。

（四十）伤寒发汗，解半日许，复烦（烦为欲解之候，详第一百四十二条。此解非尽解，得汗而略可耳。至此则热欲尽出，而郁勃于肌表间，故烦躁而不宁），脉浮数者（数而见浮，动而向外可知），可更发汗，宜桂枝汤（则不宜麻黄之大发可知）。

（四一）服桂枝汤，大汗出（宜解矣），脉洪大者（则邪犹在也。此即上条解而复烦，脉浮数之变文。问：大汗而不解，何故？曰：发之太猛，则药力直透于皮毛之表，而肤腠间之邪未尽出，正如雨之细而徐者能入土，大而骤者反不透也），与桂枝汤如前法。若形如疟，日再发者，汗出必解（此与脉洪大对讲，言若服桂枝后，脉不洪大，而但寒热如疟也。盖得大汗后，虽风寒未散，郁热未泄，然其邪已衰，故不如从前之恶寒发热日夜无歇，而惟一日再发也。寒热两衰，惟视其胜负为进退，寒胜则热退入里而寒，热胜则热出在表而热，故如疟也），宜桂枝二麻黄一汤（余邪无几，故用轻剂）。

（四二）太阳病得之八九日，如疟状，发热恶寒，一日二三度发（即上条症，邪衰，故或作或止，与少阳之往来寒热不同。此句旧在"欲自可"下，今移此），热多寒少（则风寒欲散，热欲外解矣），其人不呕，清便欲自可（热不入里可知），脉微缓者（微为正虚，缓为邪退，脉不数大，将解，故和缓也），为欲愈也。脉微而恶寒者（则寒多热少可知，是为阳微不能托邪），此阴阳俱虚（阴阳，即表里），不可更发汗（汗则表阳益虚）更下更吐也（吐下则里阳益虚，宜养阳以胜邪耳），面色反有热色者（则阳已外达而欲解矣），未欲解也（但为表邪所郁，故又未得解），以其不能得小汗出（曰小汗，则不用大汗可知），身必痒（阳既已出至肌表，进退之间骚动，故痒），宜桂枝麻黄各半汤

（比上方更轻。此条分四节看，首节是现在之证，下文乃拟病防变之辞）。

此三条见邪未服则再汗，邪已衰则小汗，示人以不可过也。又麻、桂皆热药，以邪在表，未入里，故辛热可用，所谓发表不远热也。若热及于里，而内外皆热，则宜用大青龙双解，热全入里，则宜用白虎独清其里矣，详于下。

（四三）太阳中风，脉浮紧（伤寒脉），发热恶寒，身疼痛，不汗出（身疼无汗，伤寒症）而烦躁者，大青龙汤主之（成氏谓中风而见伤寒脉症，是风寒两伤，用桂枝治风则遗寒，麻黄治寒则遗风，故用大青龙兼治之。愚谓脉与症既属伤寒，将以何者为伤风之据耶？或谓不汗出与无汗有别，盖不汗出，是微有汗而不得出，非若伤寒之全无汗也，故知为伤风，其说牵强。或又谓中风指初感言，"脉浮紧"以下，指续感言，言初时原是中风，脉缓汗出，后又伤寒，而变为脉紧无汗也，其说可通。然均于理无当，何者？麻、桂二方，均为发汗之剂，而有轻重不同，桂枝虽不能兼麻黄，而麻黄则可兼桂枝，重可该轻也。谓用桂枝遗寒是矣，谓用麻黄遗风，有是理乎？成氏意以大青龙为麻、桂合剂，故有此说。不知桂枝、甘草二味，麻、桂二方所同，其异者，一加芍药、甘草为轻剂，一加麻黄、杏仁为重剂耳。大青龙全用麻黄汤中药味，麻黄且加一倍，虽于桂枝汤采用姜、枣，而芍药则又删去，是其发散之力，比麻黄汤尤重可知。轻则非重，重则非轻，而曰轻重并用可乎？大抵此本伤寒症，而冠以中风者，或传写之误，或仲景以风寒虽有微甚之分，要皆阴邪，可分说，亦可互言，原未尝板泥①，均未可定。脉症既属伤寒，仍当用麻黄，因多烦躁一症，知其寒邪深锢，郁热特甚，已及于里，非猛发不可，非清解不能，故倍麻黄而加石膏，表里双解耳。生姜亦助发散，取生姜则不取芍药，而去芍药。则又虑发散太过，中气易虚，故又取大枣。立方之意如此。"烦躁"二字，有以微甚分者，躁甚于烦也，有以内外分者，心烦而体躁扰也。旧谓风为阳邪，烦属之，寒为阴邪，躁属之，不知冬月无风且寒，况有风乎？总属寒厉，何阴阳之可分也）。若脉微弱，

---

① 板泥：死板，拘泥。

汗出恶风者，不可服，服之则厥逆，筋惕（惕惕然而跳也）肉
瞤（瞤瞤然而动也。本有汗而复大发其汗，汗多则亡阳，故手足厥冷。津液枯
少，不能荣养筋肉，故惕瞤），此为逆也①。大青龙汤方②（句误，喻氏
谓当用真武汤）。

（四四）形作伤寒（外症具矣），其脉不弦紧而弱（弱即柔缓之
谓，与上条浮紧异，即浮缓也。《内经》以缓为热脉，热则筋脉迟缓也，然必
带数。《金鉴》谓三"弱"字皆当作"数"，亦是），弱者必渴（热入里
矣），被火者必谵语（内热益甚），弱者发热，脉浮，解之当汗出
愈（虽不言大青龙，而亦应表里双解可知）。

（四五）太阳病，发热恶寒，热多寒少（则热必内及矣），脉
微弱者，此无阳也（喻言仲景每言无阳，盖即亡津液之谓。按：津液被热
耗，故脉微弱也），不可更汗（言不可用麻、桂单表之剂，以重竭其液也。
按：此三句，必错简，应删），宜桂枝二越婢一汤（亦大青龙双解之法）。

此三条热及于里，而用大青龙辈双解表里之法。

（四六）伤寒腹满，谵语，寸口脉浮而紧（表脉何以见腹满、
谵语之内证），此肝乘脾也（由肝火自盛于内，则脾胃满结而谵语），名
曰纵（木克土，其事顺而直，故曰纵），刺期门（肝之募也，以泻肝热。
按：此条可用桂枝加大黄汤）。

（四七）伤寒发热，啬啬恶寒，大渴欲饮水，其腹必满，此
肝乘肺也（肝火乘肺，肺气不布，津液不生，小水不利也，所谓水由气
化），名曰横（木侮金，其事逆，故名曰横），刺期门。自汗出（"自
汗"三句，旧在"此肝"上，今移此），小便利，其病欲解（按：此条

---

① 此为逆也：此四字原脱，据《伤寒论·卷第三·辨太阳病脉证并治
中第六》补。

② 大青龙汤方：原作"大青龙汤主之"，据《伤寒论·卷第三·辨太
阳病脉证并治中第六》改。

可用小青龙、十枣等汤。又按：此条火乘肺金，即不兼外感，亦有发热恶寒者，盖肺主皮毛，肺热则皮毛亦热，火欲外达，不欲寒遏，故亦洒渐恶寒也）。

此二条亦外证而兼内热者，上既示以双解之法，此并示以刺法也。

（四八）服桂枝汤，大汗出后，大烦渴不解（津液外泄，故内躁润），脉洪大者，白虎加①人参汤主之（清热生津）。

（四九）伤寒脉浮滑，此表有热（此内热所达），里有热（原文"里有寒"，今从《金鉴》改正），白虎汤主之（程云：观厥阴篇，脉滑而厥者，里有热也，白虎汤主之。可见"里有寒"，当作"里有热"为是。浮，热在经，表也。滑，热在腑，里也）。

（五十）伤寒脉浮，发热无汗，表不解者，不可与白虎汤。渴欲饮水，无表证者，白虎加人参汤主之（明白虎汤非表剂，加参以生津也）。

（五一）伤寒无大热（外无大热，热归里矣），口燥渴，心烦（胃热可知），背微恶寒者（似乎表邪未罢，然背为至阴之地，汗出腠疏，故微恶寒，不当牵泥②），白虎加人参汤主之。

（五二）伤寒病，若吐若下后（句上当有"若汗"字），七八日不解（似表尚在），热结在里，表里俱热（不知乃里热外蒸而表里俱热耳），时时恶风（白虎症必汗多表疏，故恶风），大渴，舌上干燥而烦，欲饮水数升者，白虎加人参汤主之（按：表在不可用白虎者，恐热未入里而徒寒其中，不能托邪。即热已入里，而白虎止能内清，不能外解也。然虽不能外解，而内热亦藉之而清，与吐下之反引热内入者不同，故里热盛而表尚未净尽者，亦无妨用之，但须略加表药耳。若夫表热非由外邪而

---

① 加：原脱，据《伤寒论·卷第二·辨太阳病脉证并治上第五》补。
② 牵泥：拘泥。

由内蒸，则正当用此以捣其巢穴，里热既散，表热自无所恋，随当化汗以出耳。若表热盛而里热微，则当用青龙）。

此五条热全入里而用白虎独清其内之法（热全入里，应隶阳明，此叔和混入，已详篇首。今亦仍之者，以仲景原是六经互发，言表必兼里，言里必兼表，彼此互见，无害于理也）。

（五三）伤寒胸中有热，胃中有邪气（寒邪），腹中痛（寒，故痛），欲呕吐者（热，故呕），黄连汤主之。

此亦热全入里，不兼表者，但其人平素胃中虚寒，上焦阳分虽郁热，而中焦之寒不改，阴阳不交，故用此汤，而不用白虎也。已上或发表以治其外，或清里以治其内，或双解以治其内外，皆所以除热也。热邪本无形之气，若郁结不散，则为有形之病，故有畜水、衄血、畜血等症。盖卫分之热，郁而成水，不汗则畜。营分之热，郁而动血，不衄则畜也。详于下。

（五四）中风发热，六七日不解而烦（邪入膀胱，水畜不行，下不通则上不畅，故烦闷），有表里证（表指太阳经，里指膀胱腑），渴欲饮水（水畜则气化不行，不能生津，故渴。详《医碥》①），水入则吐者，名曰水逆（里水方畜，故拒外水也），五苓散主之（按：利寒水用五苓，利热湿应用四苓，缘表邪未解，不可去桂，然桂当用枝乃是，湿去则腹热自泄。此条不言小便不利者，省文也）。

（五五）若脉浮（表未解），小便不利，微热（热入里，故外热不甚），消渴者，与五苓散主之（上条渴不能饮，水盛也，此条消渴，热盛也。然多饮而小便不利，岂能尽消？故五苓亦必用矣）。

（五六）发汗已，脉浮数，烦渴者，五苓散主之（不言"小便不利"，省文也。下条同）。

---

① 医碥：清代何梦瑶撰，综合性医书，共七卷。碥：上马、上车的踏脚石。

（五七）伤寒，汗出而渴者，五苓散主之（渴为阳水，湿热上浮也）。不渴者，茯苓甘草汤主之（不渴为阴水。以上四条，相互当参观之，皆表未解而传膀胱者，故桂枝必用）。

（五八）太阳病发汗后，大汗出，胃中干，烦躁不得眠，欲得饮水者（汗多亡液之故。此表解而内燥也），少少与之，令胃气和则愈（此因上文渴欲饮水，故立此法，与五苓无涉）。

（五九）太阳病，小便利者，以饮水多，必心下悸（便利，则饮水虽多，止逼心火而悸，然徐徐渗泄，自无水畜之患）。小便少者，必苦里急也（水畜，故急）。

（六十）病在阳，应以汗解之，反以冷水噀之，若灌之，其热被劫①（热欲外解，为水寒所逼抑也），不得去（不得外出），弥更益烦（热入，故烦），肉上粟起（汗孔为水寒所闭，气不得泄而怒，故肉上起粒如粟），意欲饮水（似渴），反不渴者（欲饮不饮，实非渴也。由水气客于皮毛，传入于肺，结为痰饮，阻其气化，津液不生，故渴。而水饮在胸，必拒外水，上焦尚润，故似渴而反不渴，欲饮而反不饮也），服文蛤散（文蛤咸寒，可清热解烦）。若不差②者（是水气由太阳经入膀胱腑也），与五苓散（以导内畜之水，兼散表寒也。盖文蛤不过先治其弥甚之烦热，而无解表之能，又无导水之力，故必用五苓乃差耳）。寒实结胸（若水不下畜而上停，被热熬成痰饮，结于胸间，竟成有形之实邪，所谓实结也。谓之寒者，以水性本寒，故名之耳，非真寒也），无热证（外无热也，热尽入内矣），与三物小陷胸汤（以泄热散结），白散亦可服（热结甚，则用小陷胸汤。热微而结饮多，则用此之辛温，以开结而下水）。

（六一）太阳中风，下利呕逆（表邪郁住里水，上乘则呕，下注

---

① 劫：原作"却"，据《伤寒论·卷第四·辨太阳病脉证并治下第七》改。

② 差：病愈。后作"瘥"。

则利），表解者，乃可攻之（恐邪内陷），其人漐漐①汗出，头痛（"头痛"旧在"有时"下，今移此），发作有时（此是水气上攻之痛，故发作有时，不若表邪之痛无休息），心下痞硬满，引胁下痛，干呕（水逼热浮，所呕者，热而不及水）短气（水邪壅气上喘。短气寔非喘，而论每以喘为短气，盖二者相似，故借名之耳），汗出不恶寒者（汗出犹未定为表解，以水气外蒸，亦有汗也。不恶寒，则真解矣），此表解②里未和也，十枣汤主之。

（六二）伤寒表不解，心下有水气（不解，则里气郁蒸成水，故伤寒常有水症，不必由饮水也），干呕发热（表未解）而咳（水乘肺也），或渴（水停，则气不化，津不生，故渴），或利（下渗也），或噎（呃逆也。水闭其气，闭久一通，上冲有声），或小便不利，腹满③，或喘，小青龙汤主之。

（六三）伤寒心下有水气，咳而微喘，发热不渴（上条言渴，此言不渴，互文也，故上条有"或"字）。服汤已（小青龙汤），渴者，此寒（表邪）去欲解也（上条表未解之寒，停水使然，此已解而渴，汗出津干也），小青龙汤主之（句当在"服汤已"句上）。

（六四）伤寒脉浮缓，身不疼，但重，乍有轻时，无少阴症者，大青龙汤发之（程郊倩作小青龙，甚是。大青龙症，乃表邪兼内热，顾阴症亦有烦躁，小青龙症，乃表邪兼内水，顾少阴亦有水邪，均宜细辨。此与少阴异者，脉之浮沉固别，而此则但身重，而不至如少阴之欲寐，且乍有轻时，不若少阴之沉重疼痛也。夫少阴水邪，法在温经镇水，故用真武，详少阴第二十一条。此之水气，法在散邪涤饮，故用小青龙汤。曰发之者，以小青龙之异于真武，以多发之一法耳。又按：此阴水，故用热剂。与膀

① 漐漐：汗浸出不住貌。
② 解：原脱，据《伤寒论·卷第四·辨太阳病脉证并治下第七》补。
③ 腹满：《伤寒论·卷第三·辨太阳病脉证并治中第六》作"少腹满"。

胱内热畜水不同，彼阳水，故用五苓，亦有辨。此条旧次四十三条之后，解者谓此为脉症俱属伤风，而系以伤寒者，亦风寒兼中也，故均用大青龙。其误已详注彼条。且症轻而用大青龙，不烦躁而用石膏，何也）。

（六五）伤寒八九日，风湿相搏①，身体烦疼，不能自转侧（寒湿凝滞也。此症不言身热头疼，由湿盛阳微，不能发热，湿为地气，止流注躯肌中而不能上犯高巅也），不呕不渴（上无邪，内无热也），脉浮（在表，故浮）虚（阳微，故虚）而涩者（湿滞，故涩），与桂枝附子汤（湿在表，故君桂枝，引之使外出）。若其人大便硬（是寒凝，非热结），小便自利（湿盛则小便多，小便多则湿欲从尿泄矣），去桂枝加白术汤主之（湿欲从尿泄，则不应用桂枝外引，以阻其下行之势，故去之。加白术者，恐脾虚不能行水也。便硬且然，溏可知矣）。

（六六）风湿相搏②，骨节烦疼掣痛，不得屈伸，近之则痛剧，汗出（湿气外蒸）短气（气滞而壅，故喘），小便不利（湿方外蒸，故不下泄），恶风不欲去衣（欲温覆使湿气得外达也），或身微肿（浮肿，则湿外现可知），甘草附子汤主之。

（六七）伤寒发汗已（外已解），身目为黄，所以然者，以寒湿在里不解故也（热蒸湿成黄，汗后热虽解，而里湿未尽泄，故随汗达其色于外。里指肌肉之里，非脏腑，下条同）。以为不可下也，于寒湿中求之。

（六八）伤寒七八日，身黄如橘子色（鲜明润泽也。湿热之色，异于寒湿之淡黄，及干黄之晦暗。干黄，详《医碥》黄疸门），小便不利（热夹湿上行），腹微满（便不利，故满），茵陈蒿汤主之（二便分利）。

（六九）伤寒身黄发热（上条用麻黄翘豆，是外热蒸湿，此则湿复生热，故黄。后又发热，热由内蒸，故用寒剂，不加表药），栀子蘗皮汤

① 搏：《伤寒论·卷第四·辨太阳病脉证并治下第七》作"抟"。
② 搏：《伤寒论·卷第四·辨太阳病脉证并治下第七》作"抟"。

主之（《金鉴》云，此方之甘草，当是茵陈蒿）。

此十六条论水湿之证治。

（七十）太阳病，脉浮紧，发热，身无汗，自衄者，愈（不得汗，则热不外泄而动其经血，上出于鼻，血出则经热亦泄，故愈。盖邪不从卫解，则从营解耳，俗所谓红汗也）。

（七一）太阳病，脉浮紧，无汗发热，身疼痛，八九日不解，表症仍在，此当发其汗，麻黄汤主之（此句本在条末，今移此）。服药已，微除（药不胜病），其人发烦热，目瞑（经热上攻于目，隐涩不开），剧者必衄，衄乃解。所以然者，阳气重故也（犹言热甚）。

（七二）伤寒脉浮紧，不发汗，因致衄者，麻黄汤主之（衄似不必汗，不知热气虽盛，已从衄泄，且热止在经，不在里，自不妨用热剂而热从衄泄。热不尽，衄不止，与其衄解，不若汗解，故用麻黄发汗，汗出表解，则衄亦自止。盖上条之衄，必已成流，热尽，故可不药。此条之衄，必未通畅，若不汗解，必至大衄，损伤定多耳。然须审热之多少，寒多热少者可用，以表邪深锢，非麻黄不解也。若热多寒少，当用辛凉解散为是。百三十四条用桂枝，当参看）。

此三条论衄血症治。

（七三）太阳病不解，热结膀胱（经热入腑），其人如狂（下不通则上干，心烦不宁。然曰如狂，则非真狂），血自下（膀胱经多血，热入逼动，故下），下者愈（血下而热亦泄）。其外不解者，尚未可攻（恐热乘虚，内陷益甚），当先解外。外解已，但少腹急结者，乃可攻之，宜桃核承气汤（表虽已解，而经不无遗邪，故用桂枝引诸药达于经中，使经腑之邪俱去。按：血乃膀胱经中之血，畜于膀胱之外，小腹之中者，非畜于膀胱之中也，故利之从大便出）。

（七四）太阳病六七日，表症仍在，脉微而沉（何故微耶？恐"微"字衍。不见少阴症，故不属麻黄附子细辛汤），反不结胸（不在上焦），其人发狂（甚于如狂矣）。以热在下焦，少腹当硬满，小便自利者（则热不在膀胱气分，而在血分可知。又血不在膀胱之内，而在小腹可知），下血乃愈。所以然者，以太阳随经，瘀热在里故也，宜下之，以抵当汤（热结于胸，则用陷胸以涤饮。热结少腹，则用此汤以逐血）。

（七五）太阳病身黄（畜湿畜血，均有发黄），脉沉结，少腹硬，小便不利者，为无血也（是畜尿，非畜血，茵陈五苓可用）。小便自利，其人如狂者，血症谛①也，抵当汤主之。

（七六）伤寒有热，小腹满，应小便不利，今反利者，为有血也，当下之，不可余药，宜抵当丸（变汤为丸，煮而连滓服之者，因剂小力薄，故捣罗使味易出，兵少贵精之义也。按：热入膀胱，有畜尿、畜血之分，而畜血又有在膀胱内及在膀胱外之别。在膀胱外者，乃在小腹中也，不碍水道，故小便利，论所言者是也。若在膀胱中，则必溺血矣，八正散、导赤散皆可用）。

此四条论畜血之症治。热入而结于浊阴之分，则为畜血、畜水，结于清阳之分，则为结胸，详于下。

（七七）太阳病，脉浮而动数，浮则为风（外邪），数则为热，动则为痛（即弦紧，体痛之意。不曰紧，而曰动，以其弦急不静，有传内之意也），数则为虚（数从浮见，内未实也，非虚弱之虚，着此句见不当下），头痛发热，微盗汗出（盗汗，详阳明篇第七条），而反恶寒者，表未解也（盗汗为热入阳明，当恶热，今反恶寒者，以微盗汗，则尚未入里，太阳之表犹未解也）。医反下之，动数变迟（下之则阴虚，里气乍衰，故脉亦弛懈），膈内拒痛（表热乘虚内陷，里气相拒，故痛），胃中空虚（伸②"变迟"句），客气动膈（伸"拒痛"句），短气（热上

---

① 谛：明白。
② 伸：陈述。

壅而喘）烦躁，心中懊恼，阳气内陷，心下因硬（阳本见上，故上结），则为结胸，大陷胸汤主之（以下其结。与承气异者，彼下肠胃之邪，此荡除于高位也）。若不结胸，但头汗出，余无汗，剂①颈而还（湿热上蒸为汗，但止头有，则不得外泄），小便不利（又不下泄），身必发黄也（茵陈汤或茵陈五苓散）。

（七八）太阳病二三日，不能卧，但欲起（邪结于胸，热上壅也。二三日，尚在表，何以有此），心下必结（知心下邪结矣。若脉实大，为热结，则可下），脉微弱者，此本有寒分也（今微而且弱，是胃本有寒，寒痰为表邪所郁而结聚，不当下矣）。反下之，若利止，必作结胸（利止，则邪不下行，而内陷之热与津液搏结于胸间）。未止者（则邪虽下行，胸不结，但内陷之热必愈深），四日复下之（通因通用，使热尽从下泄也。所以待至四日者，欲表热尽入，乃一扫而空之耳），此作协热利也（申②上"利"字，言由外症未除而下之，引热内陷也）。

（七九）病发于阳（发阳发阴，见第二条。彼条发阴，主直中言。此条但言内气素寒耳，未至于直中也），而反下之，热入，因作结胸。病发于阴（表虽热而内寒），而反下之，因作痞（不言热入者，即有外热陷入。而成痞，实由中寒，若不中寒，则为结胸矣。以中寒为主，故不言热入也）。所以成结胸者，以下之太早故也（按：结胸亦有不由误下者，可勿泥。不言痞由下之太早者，以阴寒之人，原不当下，不以迟早论也）。

（八十）结胸者，项亦强，如柔痉状（胸邪盛实，故项势常昂。柔痉，详痉湿暍篇），下之则和，宜大陷胸丸（邪结于胸，而上及颈项，势甚矣。恐汤过而不留，故煮而连滓服之，且加蜜以恋于上，与抵当丸意同）。

（八一）太阳病，重发汗而复下之（津液涸矣），不大便五六

---

① 剂：齐。

② 申：陈述，说明。

日，舌上燥而渴，日晡（申时）所小有潮热（此阳明症，详阳明篇），从心下①至少腹硬满而痛，不可近者，大陷胸汤主之（此阳明内实而兼结胸，若用承气，则遗高分之邪，故主此汤）。

（八二）结胸症，其脉浮大者（脉未沉实），不可下（须先解表），下之则死（邪又内陷，结而复结，故主死也）。

（八三）结胸症悉②具，烦躁者亦死（津液枯竭，邪已攻心）。

（八四）伤寒六七日，结胸热实，脉沉紧（热入里，故沉紧。实而有力之谓，然必兼数），心下痛，按之石硬者，大陷胸汤主之。

（八五）小结胸病，正在心下（即胸膈间部位，与大结胸无异），按之则痛（所异者，按乃痛，不若大结胸之不按亦痛，手不可近），脉浮滑者（浮则热未尽入，结而未实，滑又异于大结胸之紧，不过热与痰饮略结耳），小陷胸汤主之（脉带浮，不言先表散者，以上条有"浮大，不可下"之文，已见大意也）。

（八六）伤寒十余日，热结在里（大便燥结），复往来寒热者（是少阳表症尚在也），可与大柴胡汤（表里双解）。但结胸，无大热者（热已入里，故外无大热，则亦无往来之寒可知），此为水结在胸胁也（水，津液也，热蒸成痰饮而结，非结胸外另有水结胸），但头微汗出者（水气上蒸），大陷胸汤主之（此与上第八十一条，应入阳明、少阳篇，系于此者，以类相从，且见此二经亦有结胸症耳。按：少阳原有胸胁满症，未便可指为结胸，须细辨）。

（八七）伤寒六七日，发热，微恶寒，肢节烦疼（太阳症），微呕，心下支结（少阳症，支结者，结于心下偏旁，当胁处也。《准绳》云支撑而结），外症未去者，柴胡桂枝汤主之（以外症为重，故以柴、桂表散，外解而结亦开。缘此结为表邪所郁，里气不行之结，非表热陷入之

---

① 下：原作"上"，据《伤寒论·卷第四·辨太阳病脉证并治下第七》改。
② 悉：原脱，据《伤寒论·卷第四·辨太阳病脉证并治下第七》补。

结也。观此，则结胸不但有大小之分，又有偏正之别）。

（八八）问曰：病有结胸，有脏结，其状如何？答①曰：按之痛，寸脉浮（热气上浮），关脉沉，曰结胸（关位配胸，热内结，故沉）。何谓藏②结？答③曰：如结胸状（阴邪痞塞，故亦如之），饮食如故（胸无邪阻也，则按之不痛可知），时时下利（阴寒甚也），寸脉浮（虚阳上浮），关脉沉（中寒则脉不鼓）紧细小（阴盛阳微也。此则异于结胸之盛大），名曰脏结（阴寒凝结，痞塞不运，是为死阴）。舌上白胎滑（必湿润而冷）者，难治（舌为心苗，有白胎，则寒水之气透入心阳矣。胎由津液凝渍所成，故滑而不燥。《金鉴》云：此句当在"曰结胸"句下。以结胸热症，见此为相反，故难治。脏结见此为顺，不妨也。然非仲景意。脏结仲景无治法，或云当灸关元）。

（八九）病胁下素有痞，连在脐旁（此明脏结有痞塞于心上而如结胸者，亦有痞塞于胁下而连脐旁者），痛引少腹，入阴筋者，此名脏结，死（小腹阴筋，肝肾所主，寒则收引，先天真阳败绝，故死）。

（九十）脏结无阳症（无表症也），不往来寒热（无半表半里症），其人反静（并无里症），舌上胎滑者，不可攻也（《金鉴》云：当温之。成氏谓脏结亦误下所致，盖以伤寒本热症，非误下不应有寒症也。或疑仲景所言，安知非杂病之脏结而泥定伤寒耶？曰：仲景此书，专论伤寒，非论杂病也。观《痓湿暍篇》云三者应别论，则知六经篇中所言，皆论伤寒矣。故酒客衄家汗家淋家等条，言不可用桂枝发汗者，皆指诸色人病伤寒而言。昧者以为泛论杂病，不知此等人，若非病伤寒，自无发汗之理，何用辨其可不可哉？脏结若系杂症，其病源固非由伤寒而得，即便全似结胸，亦不用辨而知其迥别④矣。且此条"其人反静"句，明明是说伤寒，何则伤寒外

---

① 答：原脱，据《伤寒论·卷第四·辨太阳病脉证并治下第七》补。
② 藏：同"脏"。
③ 答：原脱，据《伤寒论·卷第四·辨太阳病脉证并治下第七》补。
④ 迥别：区别很大。

无太阳、少阳症者？邪多内陷，热陷于内，则必烦躁而不静，今其人反静，盖以伤寒之常证例之而不然，故曰反也。若杂症原无内陷之说，何用下此"反"字乎？前人未经拈出，故特明之。脏结原无可攻之症，"不可攻也"四字似赘。仲景所以言此者，盖因脏结结胸，同属伤寒误下，恐人误认为结胸而攻之，故言之耳。若脏结果属杂症，不由伤寒而得，自无误作攻下之议，"不可攻也"四字，得毋赘乎？于此愈知脏结之属伤寒，非言杂症矣）。

此各条论结胸之症治，因并及相似而实相反之脏结也。结胸者，热入而结实于胸间，硬而且痛者也。若不结实，而惟痞塞心间，是为痞。此则不硬不痛，即或硬，亦不痛也。然有纯热之痞，有下寒上热之痞，有纯寒之痞，以类相从，总次于下，亦如结胸之并及脏结耳。

（九一）伤寒大下后，复发汗，心下痞（大下里虚，热入作痞。入而未尽，表未解，故复发汗），恶寒者，表未解也（汗后恶寒，多是表虚，今云未解，必表热仍在，恶寒仍属表邪也，须细辨）。不可攻痞，当先解表，表解乃可攻痞。解表宜桂枝汤，攻痞宜大黄黄连泻心汤（阳明当下实证，尚有许多顾忌，何况太阳虚痞，断无用大黄之理。大黄当是黄芩之讹，观下各条可见）。

（九二）脉浮而紧，而复下之（句上当有"汗"字，互上条也），紧反入里（变为沉紧。紧为表邪未解，热内陷，表寒亦陷，故沉），则作痞，按之自濡，但气痞耳（沉紧，与结胸脉同，故按其胸以察之。气无形，故软而不若结胸之坚硬。《金鉴》谓当用甘草泻心汤，以治寒热并陷之邪也）。心下痞，按之濡，其脉关上浮者（关上即关，正当心下部位。此未经下，故脉仍浮。浮，热气也），大黄（亦当作黄芩）黄连泻心汤主之。心下痞，而复恶寒汗出者，附子泻心汤主之（附子治表寒，芩、连清内虚热，大黄疑误）。

（九三）伤寒五六日，呕而发热者，柴胡汤症具，而以他药下之，柴胡症仍在者，复与柴胡汤。此虽下之，不为逆，必蒸蒸而振，却发热汗出而解。若心下满而硬痛者，此为结胸，大陷胸汤主之。但满而不痛者，此为痞，柴胡不中与，宜半夏泻心汤（兼用辛热，以下焦寒也。由下之，故虚寒。君半夏，以涤饮也，缘热夹积饮为痞。此条应入少阳，以类相从，故系此。于此见少阳，亦有结胸及痞症）。

（九四）伤寒中风，医反下之，其人下利日数十行，谷不化，腹中雷鸣，心下痞硬而满，干呕，心烦不得安（表热陷入，为下焦阴寒所拒而阻逆于上）。医见心下痞，谓病不尽，复下之，其痞益甚。此非热结（非结胸之热实），但以胃中虚，客气（内陷之热气）上逆，故使硬也（痞症之硬亦不甚，须知。胃虚，则陷入之热不运，痰饮停结，故硬满呕逆），甘草泻心汤主之（此症阳上阴下，不交成痞，故用热品以制下寒，用寒品以清上热。喻云：此即生姜泻心汤。以误下又误，中寒实甚，人参力柔，生姜味薄，故倍干姜以易之。愚谓当用生姜泻心汤为是，详下条）。

（九五）伤寒汗出解之后，胃中不和，心下痞硬，干噫食臭（噫，饱也，饮食停滞），胁下有水气，腹中雷鸣，下利者，生姜泻心汤主之（此胃寒不能消行水谷而痞也。然亦必寒热夹杂，观此汤，寒热并用可见。按：此症当用甘草泻心汤为是。以此条未经误下，比上条证轻，何得反用重剂？上条误下胃虚，非人参何以补中？未经汗散，非生姜何以透表？细详之）。

（九六）本以下之，故心下痞，与泻心汤。痞不解，其人渴而口燥烦，小便不利者，五苓散主之（虽因误下致痞，亦由小便不利水畜，痞无去路，利之则水从下出，热亦泄散矣。痞结病在上中，亦有兼及下焦者，观结胸有连少腹者可见）。

（九七）伤寒发热，汗出不解，心下痞硬，呕吐而下利者（中痞，则上下不交，故吐利。成注：吐利，而心腹软为虚，硬为实），大柴胡汤主之（不用泻心而用此者，以有表症也。或疑下利，不当用大柴胡，不知此为通因通用之法，以汗出液燥，胃有燥矢也）。

（九八）太阳病，外症未除，而数下之，遂协热而利（协，合也，表则热，里则利，利与热合作也，非热入而利之谓，故可用热剂），利下不止，心下痞硬（外虽热而中实寒，故阴凝而痞），表里不解者，桂枝人参汤主之（即理中汤加桂枝。当与七十八条参看，见协热利有寒热二种）。

（九九）伤寒服汤药（即下药），下利不止，心下痞硬。服泻心汤已，复以他药下之（下利不止，必无复用大黄之理，可知泻心汤内必无大黄，因无大黄，疑为结粪不去，故复下之耳。不然，何敢复下？于此益信泻心之无大黄），利不止（痞虽去，而利不止）。医以理中与之，利益甚。理中者，理中焦，此利在下焦（久利则关闸大开，下焦失守，不但中焦受困也），赤石脂禹余粮汤主之。复利不止者，当利其小便（此当有湿热未尽，不然，服理中即不效，何至反甚？且久利亡液，又不当利其小便也）。

（一百）伤寒发汗，若吐若下，解后，心下痞硬，噫气不除者（外邪虽去，而胃气亏损，停饮不运而上逆。然所噫者虚气，与噯出食臭者不同），旋覆代赭石汤主之（以镇逆涤饮、补中养正也）。

（百一）太阳病，医发汗，遂发热恶寒（发热当作汗出，汗出恶寒，表阳因汗而虚也）。因复下之，心下痞（里亦虚矣），表里俱虚，阴阳（犹云表里）气俱竭，无阳则阴独（表里之阳气俱虚，止余一片阴寒）。复加烧针，因胸烦（微阳被逼，将欲脱越），面色青黄（脾胃失守，故黄色外露。以虚寒，故见青黄，不见赤黄），肤瞤者（阳脱体失温，故肌肉筑动①），难治。今色微黄（曰微，则未尽露，且无青色之贼），手足温者（阳已回矣），易愈。

① 筑动：上下摇动。

卷二

四五

此各条论痞证治。其有热入，固不结实，亦不痞塞，为邪颇微，逼处上焦，其治法详下文。大概宜吐，故吐法特详。

（百二）伤寒五六日，大下之后，身热不去，心中结痛者，未欲解也（下则引热入内，但表热仍在，则陷入者微，不若结胸之身无大热，热尽入里也，故心中略觉结滞而痛耳），栀子豉汤主之（香豉主发热恶寒烦闷，乃解表和中之品，栀子清内热，合之可以涌吐上焦之邪。凡吐剂，俱能发汗，故可兼解其表）。发汗，若下之而烦热，胸中窒塞者，栀子豉汤主之（邪陷，不为结胸与痞，而仅烦热窒塞，亦微邪耳）。发汗吐下后，虚烦（正虚而邪实，故烦），不得眠，若剧者，必反覆颠倒（卧起不安），心中懊憹者（懊憹，心中郁郁然不舒，愦愦然无奈，欲吐不吐，烦扰不宁也），栀子豉汤主之。若少气者，栀子甘草豉汤主之。若呕者，栀子生姜豉汤主之。凡用栀子汤，病人旧微溏，不可与之（虑其性寒，泄利气衰之人服之，不能上涌，且反下泄，故不可。凡欲吐，服汤后，以指探喉，不尔，恐或不吐，盖栀子本非吐药也。亦有不探而吐者，以邪本上越，为药所激，故吐耳）。

（百三）伤寒下后，心烦（邪入上焦）腹满（中焦亦滞），卧起不安者，栀子厚朴汤主之（厚朴散满）。

（百四）伤寒，医以丸药大下之（大下则里虚，不必泥丸药），身热不去，微烦者（烦而曰微，则是大下，里气虚寒，浮阳上扰可知），栀子干姜汤主之（栀子解热烦，干姜温误下）。

（百五）太阳病下之，微喘者，表未解故也（表未解而下，则引热入，阳性亲上，初入犹欲上越，故喘。然所入者少，而在表者多，仍须以治表为主），桂枝加厚朴杏仁汤主之（桂枝解表，杏仁降气，厚朴散满）。喘家（谓素病喘，一感风寒即发者），作桂枝汤加厚朴、杏子佳（当与百十一条参看。此热入胸，彼热入胃也）。

（百六）发汗后，不可更行桂枝汤。汗出而喘，无大热者

（外无大热可知。热内入乘肺，故喘也），可与麻黄杏仁甘草石膏汤主之（此即麻黄汤去桂枝之辛热，加石膏之辛凉也。去桂，故麻黄加多）。

（百七）发汗后，饮水多者必喘（汗后津干，故饮水。水逼余热上浮，故喘。又水乘肺，则气浮亦喘），以水灌之亦喘（水寒遏闭，气不外泄而上越，故喘）。

（百八）下后，不可更行桂枝汤。若汗出而喘，无大热者，可与麻黄杏仁①甘草石膏汤（此与上条汗下虽殊，而病不异，故治从同）。

此各条论上焦虚热之症治。已上论症既详，立法亦备，顾治或失宜，其致变有上文所未尽者，复详于下。

（百九）太阳病吐之，但太阳病当恶寒，今反不恶寒，不欲近衣，此为吐之内烦也（烦而吐，则能解烦。不烦而吐，反能致烦。缘吐则伤津液，而引热内入，故烦。阳浮越，故又不欲近衣也，宜竹叶石膏汤）。

（百十）太阳病，当恶寒发热，今自汗出（症转阳明矣），反②不恶寒发热（吐则气涌，上浮外越，汗出而表解），关上脉细数者（关主胃，胃液为吐所伤，故细。热乘虚内入，故数），以医吐之过也。一二日吐之者，腹中饥，口不能食（胃气伤，故不纳。一二日，尚未成郁热，但吐伤胃，故不能食）。三四日（热已成而内陷矣。盖一二日热在太阳，离胃尚远，三四日热在阳明，离胃近，近则易入）吐之者，不喜糜粥，欲食冷食（吐引内热浮膈上，故欲冷食），朝食暮吐（脾亦伤而不运）。以医吐之所致，此为小逆（热初入胃，尚未为大害）。

此二条详吐之失。

（百十一）太阳病桂枝症，医反下之，利遂不止（邪入胃

---

① 杏仁：《伤寒论·卷第四·辨太阳病脉证并治下第七》作"杏子"。
② 反：原脱，据《伤寒论·卷第三·辨太阳病脉证并治中第六》补。

矣），脉促者（急数也），表未解也（热传阳明经也），喘而汗出者（汗出，阳明外症，肌肉为经府之热蒸液成汗也。下则引热内入，下奔固为利，上越亦作喘），葛根黄连黄芩汤主之（葛根解肌，芩、连清内热）。

（百十二）太阳病下之后，脉促，胸满者（下后阳虚不运，故胸满。上条之促有力，此条之促必无力），桂枝去芍药汤主之。若微恶寒者（此恶寒不特表未解，亦阳虚之征也），去芍药方中加附子汤主之（因表未解，故用桂枝加减）。

（百十三）伤寒八九日，下之，胸满烦惊（热入与积饮结，故满。热逼君主，故烦而惊），小便不利，谵语，一身尽重，不可转侧者（表邪滞，故重。又热伤气，故困之），柴胡加龙骨牡蛎汤主之（柴、桂解外，大黄泄热，姜、半散结涤饮，牡蛎软坚，茯苓利便。下则中虚，故用人参、大枣。惊则神越，故用龙骨、铅丹。问：重可镇惊何义？曰：重者气下坠，药气与人气混合，药气下行，而浮越之气亦下耳）。

（百十四）太阳病下之后，其气上冲者（邪入里，欲上越也。与百五条同意），可与桂枝汤（表仍未解也），方用前法（即如法服也）。若不上冲者，不可与之。

（百十五）服桂枝汤，或下之，仍头项强痛，翕翕发热，无汗（表未解也），心下微满痛①，小便不利者（心下有水气也。心下满痛似结胸，以小便不利，知为停水），桂枝汤去桂枝加茯苓白术汤主之（脾因下虚，故用茯、术健脾行水。余详本方）。

（百十六）太阳病下之，其脉促（《金鉴》云：当作浮），不结胸者，为欲解也（下固能引邪入里，亦有里气一通，而表气得宣者。大约表症多，里症少，下则引邪内入。里热多，而表症少者，下则内解而外随散，故脉浮）。脉浮者（《金鉴》云：当作促），必结胸也。脉紧者（《金

---

① 心下微满痛：《伤寒论·卷第二·辨太阳病脉证并治上第五》作"心下满微痛"。

鉴》云：当作细数。邪入少阴也），必咽痛（咽痛，少阴症。见少阴篇）。脉弦者（邪入少阳），必两胁拘急。脉细数者（《金鉴》云：当作紧。邪尚在太阳也），头痛未止。脉沉紧者（寒邪入胃），必欲呕（胃气上逆也）。脉沉滑者，协热利（热入胃，逼痰饮下注）。脉①浮滑者，必下血（热在经，故浮。经血被逼，故下。《金鉴》谓：当作数滑。误下致变不一，由人经脏虚实不同，故所入有异）。

（百十七）伤寒医下之，续得下利清谷不止，身疼痛者（表未解），急当救里。后身疼痛（后谓后治，对上"急"字言），大便②自调者（则里症缓），急当救表。救里宜四逆汤，救表宜桂枝汤。

此各条详下之失。

（百十八）太阳病中风，以火劫发汗，邪风被火热，血气流溢，失其常度。两阳相薰灼，其身发黄（热蒸血败，其色外见）。阳盛则欲衄，阴虚（液竭）则小便难。阴阳俱虚竭（壮火食气，不但耗水），身体则枯燥，但头汗出，剂（齐也）颈而还（津液已干，故止头汗），腹满而③喘，口干咽烂，或不大便，久则谵语，甚者至哕（呃逆也。胃气将绝，上冲有声），手足躁扰，捻衣摸床（详阳明篇第一十八条）。小便利者，其人可治（阴尚未绝，肺气犹下降也。又火属心，心与小肠为表里，火热得从小肠下泄也）。

（百十九）太阳病二日，反躁（热已内入），凡④熨其背而大汗出，火热入胃，胃中水竭，躁烦，必发谵语。十余日（阴气得复），振栗，自下利者，此为欲解也（火邪下奔也。参下第一百四十五

---

① 脉：原脱，据《伤寒论·卷第四·辨太阳病脉证并治下第七》补。
② 大便：《伤寒论·卷第三·辨太阳病脉证并治中第六》作"清便"。
③ 而：《伤寒论·卷第三·辨太阳病脉证并治中第六》作"微"。
④ 凡：原作"反"，据《伤寒论·卷第三·辨太阳病脉证并治中第六》改。

条)。故其汗从腰已下不得汗（火邪上攻，故下无汗），欲小便不得，反呕，欲失溲（热欲从小便出而不得出。闭极思通，情状如此），足下恶风（上热壅闭，气不下通，故足冷恶风），大便硬，小便当数而反不数（凡大便硬者，恒因小便之数，以此例之，故曰当数而反不数。则气不下通之故，即上文"欲小便不得"也，自故其汗至此。皆补详火邪入胃病证，在振栗下利前），及不①多，大便（承下利说。而所以下利之故，固由日久阴复，邪衰不留。亦未始不由小便少，得以转渗肠胃，化硬为软而得出也）已，头卓然而痛，其人足心必热，谷气下流故也（从前热气壅闭于中，不达于上下，今得通泄，而达于上则头痛，达于下则足热也）。

（百二十）太阳病，以火熏之（火熏，古劫汗法，即今北方火炕温覆取汗法也），不得汗，其人必躁，到经（二字难解。成注：六日传经尽，七日再到太阳经也。窃意此言不得汗，若火邪入里则躁，若火邪止到经，则圊血耳）不解，必圊血②，名为火邪。

（百廿一）微数之脉，慎不可灸。因火为邪，则为烦逆，追虚逐实（脉微数，为阴虚热盛。阴本虚，加火为追虚。热本实，加火为逐实），血散脉中，火气虽微（微，少也，言即使所灸，不过一二处也），内攻有力，焦骨伤筋，血难复也。

（百廿二）脉浮热甚，反灸之，此为实，实以虚治，因火而动，故咽燥吐血。

（百廿三）太阳伤寒者，加温针必惊也（热气乘心也）。

（百廿四）脉浮，宜以汗解，用火灸之，邪无从出，因火而盛，病从腰以下必重而痹（外邪夹火势上攻，不下通阴分，故重而痹。必其人平素下部有湿使然），名火逆也。

（百廿五）烧针令其汗，针处被寒（失护而被寒侵，由太阳、少

---

①　不：原脱，据《伤寒论·卷第三·辨太阳病脉证并治中第六》补。
②　圊血：证名，大便下血。又作"清血"。

阴之经以入肾脏），核起而赤者（针处肿突，如核而红，寒侵入内，逼阳于外，故红肿），必发奔豚，气从少腹上冲心者（肾寒上冲，若豕突然。肾，水脏，猪，水畜，故名），灸其核上各一壮（灸以拔寒使出，又透火气内温），与桂枝加桂汤，更加桂二两也①（与桂枝者，邪由太阳入，仍令从太阳出也。加桂温肾胜寒，然当用肉桂。喻云：即此推之，凡发表误用寒药，服后反加壮热，肤起赤块，畏寒腹痛，气逆而喘，或汗时盖覆不周，被寒所侵，红肿喘逆，其症同者，用此良验。按：此必其人平日肾阳虚寒，故邪侵之即动也）。

（百廿六）伤寒脉浮，医以火迫劫之，亡阳（汗多故也，故以姜、桂温表），必惊狂，起卧不安者（阳自亡，火热自入心也，龙骨、牡蛎镇心神之浮越），桂枝去芍药加蜀漆龙骨牡蛎救逆汤主之（心神浮越，痰必上壅，蜀漆、牡蛎治其痰。心神浮越，则中气亦不能守，甘草、大枣固中，且以缓上浮之急）。

（百廿七）火逆下之，因烧针烦躁者，桂枝甘草龙骨牡蛎汤主之（以火逼汗，已逆于理，又下之而烦躁者，或归咎于下，不知其由于火也，故以"因烧针"三字明之。此止烦躁，轻于上条，故药比上方减少）。

此各条详火治之失。

（百廿八）下后复发汗，必振寒，脉微细。所以然者，内外俱虚故也。

（百廿九）下后复发汗，昼日烦躁不得眠，夜而安静（下则里寒，汗则阳越。昼则阳浮动，故烦躁。夜则阳内返，故静。然此阳虽虚浮，犹能内返。若外亡而不能返，至夜阴气盛时，必且被逼而竟脱矣），不呕不渴，无表症，脉沉微，身无大热者，干姜附子汤主之。

（百三十）伤寒若吐若下后，心下逆满，气上冲胸（邪内陷

① 二两也：此三字原脱，据《伤寒论·卷第三·辨太阳病脉证并治中第六》补。

而夹素有之寒饮上逆），起则头眩（浊阴上干），脉沉紧（寒饮胜也），发汗则动经（内腹虚寒而复汗之，则并经中阳气亦动而外泄），身为振振摇者（表阳虚，故振战），茯苓桂枝白①术甘草汤主之（补土去饮在此，壮卫和营亦在此。不用芍药，虑寒凝也）。

（百卅一）伤寒吐下后，发汗虚烦，脉甚微（欲如上条之紧亦不得矣），八九日，心下痞硬，胁下痛（不止如上条之心下逆满），气上冲咽喉（不上冲胸），眩冒（且将厥仆），经脉动惕者（不止振摇），久而成痿（日久则偏废矣。此即上条之症，而言其增重如此。《金鉴》谓八九日至咽喉，必错简。以此症为血液大伤，故成痿，存参）。

（百卅二）发汗若下之，病仍不解，烦躁者（阳欲脱越），茯苓四逆汤主之（百二十九条，有"夜而安静"字，此无之，是昼夜俱烦躁也，阴盛格阳矣）。

（百卅三）太阳病，先②下之而不愈，因复发汗，以此表里俱虚，其人因致冒（昏冒，神识不清之意。汗下兼行，虽不如法，而邪亦衰，余热之未清者，未必便令人冒，以虚故致冒也），冒家汗出自愈。所以然者，汗出表和故也。得里未和，而后下之（致冒之余邪，若是在表之未清者，仍从汗解，在里仍从下解，须审得之也）。

（百卅四）伤寒不大便六七日，头痛（内热上攻），有热者（内热外达），与承气汤。其小便利③者（清白），知不在里，仍在表也（则头痛身热，自是表症，而不大便，亦非热结，当无所苦可知矣，验小便固是要法），当须发汗。若头痛者，必衄（"若"当作"苦"，盖头痛之甚。不然，凡头痛者，必衄矣，岂其然乎），宜桂枝汤。

（百卅五）太阳病，外症未解者，不可下也，下之为逆（不

---

① 白：原脱，据《伤寒论·卷第三·辨太阳病脉证并治中第六》补。
② 先：原脱，据《伤寒论·卷第三·辨太阳病脉证并治中第六》补。
③ 利：《伤寒论·卷第三·辨太阳病脉证并治中第六》作"清"。

但变结胸等症，即三阴坏病亦多由此）。欲解外者，桂枝汤主之。

（百卅六）太阳病，先发汗不解，而复下之，脉浮者，不愈。浮为在表，而反下之，故令不愈。今脉浮，故知在外，当须解外则愈，宜桂枝汤主之。

（百卅七）本发汗，而复下之，此为逆也；若先发汗，治不为逆。本先下之，而复汗之，此为逆也；若先下之，治不为逆。

（百卅八）凡病若发汗，若吐若下后，若亡血亡津液，阴阳自和者，必自愈（邪正皆衰，不必施治，但静俟之）。

（百卅九）大下之后，复发汗，小便不利者，亡津液故也。勿治之（言勿利小便，当俟津液渐生也），得小便利，必自愈（生津滋液之品，何不可用之有）。

（百四十）太阳病三日，已发汗，若呕若下，若温针，仍不解者，此为坏病，桂枝不中与也。观其脉证，知犯何逆，随证治之（坏病者，误治之失，如上各条误汗而亡阳动经，下而痞利结胸，温针而惊狂衄吐等逆是也。表证虽在，而局面已变，宜随症立法，难执定桂枝矣）。

此各条详汗、吐、下等法兼施之失，而并示以内外之辨，先后之序也。知其失，则治得其宜而病解矣，详于下。

（百四一）太阳病欲解时，从巳至未上（巳午未，阳气盛，太阳王①时也，故解于其王时，然可不泥）。

（百四二）欲自解者，必当先烦（热势作动，郁勃欲伸，将出未出之际，必烦躁而不宁），乃有汗而解。何以知之？脉浮，故知汗出解也（喻云：天地郁蒸而雨作，人身烦闷而汗作。观其烦而脉浮，知为邪出于表而汗解。若脉不以浮应，则汗必不出，而烦反为内入之候矣）。

---

① 王：旺盛。

（百四三）太阳病，初服桂枝汤，反烦不解者（热盛可知），先刺风池、风府（以泄其热），却与桂枝汤则愈。

（百四四）风家表解而不了了者①，十二日愈（经中余邪未清也。即《内经》十二日，大气皆去，病日已意，然可不泥）。

（百四五）太阳病未解，脉阴阳俱停②（停，止也。陶节菴云：欲作汗，脉先伏是也），必先振栗汗出而解（邪正相争，故战。虚乃有此，不虚则竟解，不必战也）。但阳脉微者（微，微见也。脉伏而阳忽微见，则邪已出表矣），先汗出而解（"先"字衍）。但阴脉微者（若沉分微见，则邪向里矣），下之而解。若欲下之，宜调胃承气汤。

（百四六）太阳病十日已去，脉浮细而嗜卧者（邪去则脉静神恬），外已解也。胸胁满痛者（不解而传少阳），小柴胡汤。脉但浮者（脉不细，不嗜卧，是未解也。然浮，则仍在表可知），与麻黄汤。

此六条论解，解则不传。不解则传矣，详于下。

（百四七）伤寒一日，太阳受之，脉若静者，为不传（脉静则邪不盛，自不及里）。颇欲吐（胃受邪则吐），若躁烦（热邪向里则烦躁，内气拒之则吐逆），脉数急者，为传也（可用大青龙）。

（百四八）伤寒二三日，阳明、少阳证不见者，为不传也（太阳脉多数，多干呕，未可据为必传，故著此条言必见阳明、少阳之证，乃为传也）。

（百四九）太阳病头痛，至七日已上自愈者，以行其经尽故也（此本《内经》，然不必泥）。若欲再作（即再传）经者（成无己曰：传经次第，三日传遍三阳，至四日去阳入阴，第六日传遍三阴，为传经

---

① 不了了者：谓余邪未除。
② 脉阴阳俱停：谓寸、关、尺三部脉搏停伏不见。

尽，当解。其不解，传为再经者，至九日，又遍三阳。吴绶①云：七日经尽，当汗出而解。七日不解，为再经。十三日不解，为过经。过经不解，为坏病。按：再传之说，颇可疑，乌有邪已入至厥阴，复外转太阳之理？然三阴篇有脉浮则邪还于表，宜汗解之论，则从阴反阳，固有之矣。苟不为之汗解，郁而不出，因复再传诸经，留连不解，不可谓无其事也），**针足阳明，使经不传则愈**（太阳传阳明，针使热泄，则不传矣。《类经》②云：足三里二穴，刺五分，留三呼，可泻胃中之热。一云刺冲阳）。

---

① 吴绶：明代浙江钱塘人，精于医道，曾以名医征至京师，官至太医院院判，著有《伤寒蕴要全书》。

② 类经：明代张景岳所著的医经著作。对《黄帝内经》进行全面分类研究，将《灵枢经》《黄帝内经素问》分作十二大类、三百九十条，多从易理、五运六气、脏腑阴阳气血的理论来阐发经文蕴义。

卷三

阳 明 篇

阳明分经府，此大概也。顾有不连太、少，清楚之经；有连带太、少，夹杂之经。有表邪尽入，胃实之府；有邪未尽入，不实之府。又有虽寔而非热，与不寔而且寒之府，皆宜逐一分别。乃为了彻①，因详为厘剔②，俾读者不致迷误云。

（一）阳明之为病，胃家实也（此揭府症。府有实、不实，实可下，不实不可下，此指实而可下者言。按：胃兼大肠言）。

（二）问曰③：阳明病外证云何？答④曰：身热（在经，故身常热。若入府，则潮热矣。以此句知此条是就经证言），汗自出，不恶寒，反恶热也（热盛于肌肤，蒸达皮毛，表寒无继，不能久持，终当解散。正如冰雪虽寒，为火所铄，旋渐消融耳。然亦有表邪深固而不解者，此则阳明尚带太阳，故必以表解而清清楚楚，乃属之阳明也。问：表解则经热应从汗泄，何以有入府而热结者？曰：热盛自内薄，外泄者无几，内入者不复出也。若外泄不尽，内亦不受热，止驻于肌肉间，则为经病耳。太阳伤风，身热自汗，与此微异，彼为翕翕之热，此为蒸蒸之热，彼微汗，此多汗也。此揭经证而府可包，经有目痛、鼻干、不得眠之文，当察）。

（三）伤寒三日，阳明脉大（阳明气血俱多，故大。在经带浮，在府兼实）。

此三条，分揭阳明之府证、经证，而并及其脉也。

---

① 了彻：明白。

② 厘剔：甄别、辨别。

③ 问曰：此二字原脱，据《伤寒论·卷第五·辨阳明病脉证并治第八》补。

④ 答：原脱，据《伤寒论·卷第五·辨阳明病脉证并治第八》补。

（四）问曰：病（指阳明证）有得之一日（言证见阳明已一日），不发（发，当作"恶"）热而恶寒者，何也（既属阳明，表解，应恶热，不恶寒，故疑之）？答①曰：虽得之一日，恶寒将自罢，即自汗出而恶热也（虽证属阳明已经一日，当不恶寒，然尚带太阳，故恶寒未罢。但既属阳明，则恶寒亦将自罢也）。问曰：恶寒何故自罢？答②曰：阳明居中，主③土也，万物所归，无所复传（此指府说），始虽恶寒，二日（对一日说）自止（热尽入于府则盛极，不复传则全聚，以其全势外托，则表自溃散而恶寒自止），此为阳明病也（此申第二条不恶寒之意。上条虽包府说，而以"身热"字领头，若专就经言，故此条以府证互之）。

（五）伤寒转系阳明者，其人濈然④微汗出也（濈濈，连续浃洽⑤之意，即下条所谓多汗也。此云微者，以方解初出，故微耳。此申第二条汗自出）。

（六）伤寒发热无汗，呕（皆太阳证）不能食（胃满故也），而反濈濈汗出者，是转属阳明也（此亦申汗出，而以府证互之）。

（七）阳明病，脉浮而紧者，必潮热，发作有时。但浮者，必盗汗出（浮与浮紧，太阳脉也，何以系之阳明？盖必潮热与盗汗，有入内之征，乃系之阳明耳。潮热与身热不同：身热者，无时不热，乃在经之热；潮热者，余时不热，惟未申之间乃热，每日如此，若潮之有期，盖热已入府，则外无热，而胃土旺于未申，热乘其旺时，而一达于外也。盗汗与汗自出亦不同：盗汗者，睡则汗，醒则否，缘睡则阳入扰阴，故汗出。脉浮则阳应未内入，以盗汗而知阳已渐入也，但睡则入，而醒复出，热尚往返于表里之间，盖初传阳明而尚带太阳者也。若上条所云汗自出，乃太阳已解，而热全盛于

---

① 答：原脱，据《伤寒论·卷第五·辨阳明病脉证并治第八》补。
② 答：原脱，据《伤寒论·卷第五·辨阳明病脉证并治第八》补。
③ 主：原脱，据《伤寒论·卷第五·辨阳明病脉证并治第八》补。
④ 濈然：汗出的样子。
⑤ 浃洽：周全、遍及。

阳明，则濈濈然蒸达于外，常出而不止矣。喻云：浮紧与潮热，浮与盗汗，非的对之脉症，以此为太阳入阳明之辨耳。此亦申第二条身热汗出，明在府之为潮热，初传之为盗汗也）。

此四条申第二条外症之义。

（八）问曰：何缘得阳明病？答①曰：太阳病，若发汗，若下，若利小便，此亡津液，胃中干燥，因转属阳明。不更衣，内实，大便难，此名阳明也。

（九）脉阳微（浮而无力也，则热原微）而汗出少者，为自和也，汗出多者，为太过。脉阳实（浮而有力，热盛也，似不妨多汗），因发其汗出多者，亦为太过。太过，为阳绝于里（阳，胃气也。气随汗泄，中存无几，"绝"字未免太过），亡津液（气为津液之母，气泄，故津液亡），大便因硬也。

（十）问曰②：病有太阳阳明（言太阳经病而胃实也）、正阳阳明（阳明经病胃实也）、少阳阳明（少阳胃实），何谓也？答③曰：太阳阳明，脾约是也（脾约者，小便数，大便难。约者，津液寡少之谓。太阳何遽胃实？以其人平日脾约耳。虽不更衣，亦无所苦）；正阳阳明，胃家实是也；少阳阳明，发汗利小便已，胃中躁烦实，大便难是也（上条言太阳汗、下、利便转属，此言少阳发汗、利便转属，互文也）。

（十一）阳明病（指经言），汗出多而渴者，不可与猪苓汤。以汗多胃中燥，猪苓汤复利其小便也。

（十二）伤寒脉浮而缓（是太阳中风脉），手足自温者，系在太阴（然无发热恶寒症，而惟手足温，故系之太阴。以热在三阳则手足热，

---

① 答：原脱，据《伤寒论·卷第五·辨阳明病脉证并治第八》补。
② 问曰：此二字原脱，据《伤寒论·卷第五·辨阳明病脉证并治第八》补。
③ 答：原脱，据《伤寒论·卷第五·辨阳明病脉证并治第八》补。

在少阴、厥阴则冷，而在太阴则温也），太阴身当发黄（缓为湿土之脉，浮则在经而未入脏，故经热蒸湿而发黄）。若小便自利者，不能发黄。至七八日，大便硬者（便利，亡液也），为阳明病也（上条言三阳转属，此言太阴转属，少阴、厥阴之转属可类推。汗、下、利便转属，若兼内热则痛苦，宜下，若内无热则无所苦，不宜下，详五十五至五十八条）。

（十三）本太阳病初得时，发其汗，汗先出不彻，因转属阳明也（汗不透则热不出，不特可以转入阳明之经，且可入胃也。已上各条言过汗转属，此见不及亦转属也。"先"对后言，言后之转[1]属，由先之发汗不彻也）。

（十四）脉浮而芤，浮为阳（热盛，浮洪），芤为阴（阴液空虚），浮芤相搏，胃气生热，其阳则绝（阳绝，即亡津液。此及下条论其人火盛液枯者，自致胃实，不必定由汗、下、利小便也）。

（十五）趺阳脉浮而涩，浮则胃气强（热盛），涩则小便数（脾阴虚，液竭而脉不充满流动，故涩），浮涩相搏，大便则难[2]，其脾为约（此申脾约之义），麻仁丸主之（约，俭约也，脾之阴液少也）。

此八条申第一条胃实之由。已上论外证内实，已见其概。而经府之分，证治之辨，细详于下。

（十六）阳明病脉迟（迟，当作"浮"），汗出多，微恶寒者，表未解也，可发汗，宜桂枝汤（发热，汗出，恶寒，太阳伤风症也。今初传阳明，故汗出比前多，恶寒比前减，桂枝汤当加葛根）。

（十七）阳明病脉浮（即伤寒之浮紧，因已传阳明，故紧去，未离太阳，故浮在），无汗而喘者，发汗则愈，宜麻黄汤（此二条本太阳症，而云阳明者，必已见目痛、鼻干、胃实等证也。但系初传，故从未罢之太阳治）。

（十八）阳明病法多汗（即第二条汗自出意），反无汗（表未解

---

① 转：原作"抟"，据文义改。
② 难：《伤寒论·卷第五·辨阳明病脉证并治第八》作"硬"。

也），其身如虫行皮中状者（欲汗而不能汗，故麻痒），此以久虚故也（经中阳气虚，无力托邪，故不解。参太阳篇四十二条）。

（十九）阳明病反无汗（表未解），而小便利（则热不在里而在外，不在下而在上可知），二三日（热渐入胃），呕而咳（胃热上冲则呕。肺脉循胃，胃热则肺亦热，故咳），手足厥者（热郁于内，不能宣达于四支），必苦头痛（以热上攻）。若不呕不咳，手足不厥者，头不痛（第二条言汗自出，乃表解之阳明。此二条言汗不出，乃表未解之阳明也）。

（二十）阳明病口燥，但欲漱水，不欲咽（热在经，不在府），此必衄（热动经血，阳明脉起于鼻，故衄）。

（廿一）脉浮发热，口干鼻燥（即《内经》云鼻干），能食者（胃不胀满，故能食。则热止在经可知），则衄（此二条，表亦当未解。若解，则得汗，应不衄也）。

（廿二）阳明病，但头眩，不恶寒（表已解也），故能食（热入胃而未满，故能消谷也）而咳（详上十九条），其人必咽痛（胃热上攻，故咽痛。咽，胃管也）。若不咳者，咽不痛。

此九条详论经病。

（廿三）太阳病三日，发汗不解，蒸蒸发热者，属胃也（热入于胃，自内腾达，如炊蒸然，其热蒸蒸，则其汗溅溅矣。此阳明府热外蒸，与太阳表热不同也。按：蒸蒸发热，府热具而经热犹存，少顷汗多则经热解，而府热惟潮时乃蒸，余时则否矣），调胃承气汤主之（篇中或用调胃，或小承，或大承，大抵因症轻重施治，不必泥定。不解，非太阳不解也，谓太阳传胃而病不解耳）。

（廿四）发汗后，恶寒者，虚故也（表解恶寒，则为阳虚）。不恶寒，反恶热者①，实也（热盛，故反恶热。在经在府皆然，此指府说，

① 反恶热者：《伤寒论·卷第三·辨太阳病脉证并治中第六》作"但热者"。

故云实），当和胃气，与调胃承气汤（原与太阳篇第二十九条连，今割移此）。

（廿五）阳明病，发热汗多者，急下之，宜大承气汤（阳明内实，潮热汗出，今热不特潮，而且大发，汗不特出，而且多，是热极盛而津立亡，故当急下。不言胃实，省文也。或谓此症以救津液为急，即不内实，当急下，非也。内即不实，小承气可矣，何用大承气乎）。

（廿六）发汗不解，腹满痛者（徒虚胃液致实），急下之，宜大承气汤。

（廿七）腹满不减，减不足言（言即减一二分，亦算不得减也），当下之，宜大承气汤。

（廿八）病人不大便五六日，绕脐痛（屎结在此），烦躁，发作有时（屎气或动或伏）。此有燥屎，故使不大便也。

（廿九）伤寒吐后，腹胀满者，与调胃承气汤（吐后，则邪不在上焦，故不用枳、朴，以重伤上焦之气）。

（三十）大下后，六七日不大便，烦不解，腹满痛者，此有燥屎也。所以然者，本有宿食故也（新食未燥，可下而出，宿食已结，虽下不出），宜大承气汤。

（三一）阳明病，不吐不下（未经分消，邪聚中焦可知），心烦者，与调胃承气汤。

（三二）病人小便不利，大便乍难乍易（小便不利，则转渗大肠，屎之未燥者，得润而流利，已燥者，不动而阻留也。若无燥屎，则但有易而无难矣，此最易辨），时有微热（即潮热也），喘（热乘肺）冒（热乘心）不能卧者，有燥屎也，宜大承气汤。

（三三）伤寒四五日，脉沉而喘满，沉为在里，而反发其汗，津液越出，大便为难，表虚里实，久则谵语。

（三四）夫实则谵语，虚则郑声。郑声，重语也（谵语，轻疾响亮。郑声，重滞低微，且断续含糊而不清。虚谓虚热，非虚寒）。

（三五）阳明病，其人多汗，以津液外出，胃中燥，大便必硬，硬则谵语，小承气汤主之。若一服，谵语止，更莫再服。

（三六）阳明病，谵语，有潮热，不能食者，胃中有燥屎五六枚也（肠胃皆实）。若能食者，但硬耳（肠窠胃虚），宜大承气汤（后证当用调胃承气）。

（三七）伤寒十三日不解①（表仍在），过经（既过阳明则解矣）谵语者，以有热也（胃有热结），当以汤下之。若小便利者，大便当硬，而反下利，脉调和者，知医以丸药下之（仲景言凡服下药，用汤胜丸，故每诋丸药。丸药见少阳十六条），非其治也（小便利，大便硬，当以汤下，下则利，邪尽利自止。若用丸药，不能荡涤净尽，故利不止。不止由用丸，非由虚寒，故脉不微细而调和也。调和，谓脉与症合耳，非真和平也）。若自下利者，脉当微厥（若是寒利，脉当微，手足厥），今反和者，此为内实也，调胃承气汤主之（燥屎尚在，故用芒硝）。

（三八）伤寒若吐若下后，不解，不大便五六日，上至十余日，日晡所（未申之间）发潮热，不恶寒，独语如见鬼状。若剧者，发则不识人，循衣摸床，惕而不安（循衣摸床，及撮空理线，皆病势已剧。虽心昏无知，而神无依倚，惕然不安，故有此候），微喘直视，脉弦者生（弦，犹长也。一说"弦"当作"滑"，观第五十二条可见），涩者死。微者（对剧言），但发热谵语，大承气汤主之。若一服利，止后服。

（三九）发汗多，若重发汗者，亡其阳（当作亡津液看），谵语，脉短者死（互上条弦生意），脉自和者不死（注见上三十七条）。

（四十）直视谵语，喘满者死（直视，肾绝。喘气，上脱），下

————————————————————
① 不解：《伤寒论·卷第三·辨太阳病脉证并治中第六》无此二字。

利者亦死（下脱）。

（四一）伤寒六七日，目中不了了（犹云不瞭瞭），睛不和（半闭半合，黑白不明，为不和。然尚能转动，不若直视之定而不动，死而不活，然亦急矣），无表里证（"里"字衍），大便难，身微热者，此为实也，急下之，宜大承气汤（目者，肾之真精，精亡则不慧，急下以存阴精，迟则直视而不可救矣）。

此各条详论府病。凡蒸热恶热，汗多，腹满痛，烦躁喘冒，不卧谵语，潮热不食，循衣摸床，直视，目不了了，睛不和，皆府实之征也。病在府，则宜下矣。然下以下其府，若邪未入府而在表（在上焦亦然），则不可下，故表里宜辨也。下以下其实，若虽入府而不实，亦不可下，故硬溏宜别也。下以下其热，若便虽结而非热，亦不可下，故里气宜审也。详于下。

（四二）腹满而喘，有潮热者，此外欲解，可攻里也。手足濈濈然汗出者（成注：津液足则周身汗出，不足则独手足汗出。愚谓脾胃主四支，亦主肌肉，手足且汗，当无处不汗，或表将解未解间，身上无汗耳），此大便已硬也（汗出胃干也），大承气汤主之。若汗多而微发热恶寒者，外未解也，其热不潮，未可与承气汤。若腹大满不通者（表虽未解，而里甚急），可与小承气①汤，微和胃气，勿令大泄下（此当双解，以表邪原微，故只从内治）。

（四三）汗出（详下文"风"字、"过经"字，则此乃太阳中风症也）谵语者，以有燥屎在胃中，此为风也（太阳中风），须下者（太阳不应下，以胃实须下），过经（过太阳经入胃也）乃可下之，以表虚（表解无邪之意）里实故也，下之则愈，宜大承气汤。下之太早，语言必乱（二句原在"乃可下之"句下，今移此。表热内陷，乱其神

---

① 气：原脱，据《伤寒论·卷第五·辨阳明病脉证并治第八》补。

明也，未谵且谵，况已谵乎）。

（四四）阳明病下之，其外有热，手足温（若是里实，外无热，手足亦汗出而和。今若此，则尚在经，而下之左矣），不结胸，心中懊憹（热邪内陷，幸不结胸，而但上扰），饥不能食（胃虚，故饥。热格，故不能食），但头汗出者（邪欲上越），栀子豉汤主之（吐中有发散之义，故不加表药）。

（四五）病人烦热（表未解也），汗出则解，又如疟状（表邪未尽出，入于半表半里，盖去表入里之机也。详太阳篇四十一条），日晡所发热者，属阳明也（余热入胃）。脉实者，宜下之。脉浮虚者（余邪还表），宜发汗。下之，与大承气①汤。发汗，宜桂枝汤（依太阳经四十一条，当用桂枝二麻黄一汤）。

（四六）阳明病，心下（即膈）硬满者，不可攻之（不同结胸之兼痛，故不可下）。攻之，利遂不止者死（胸膈尚属太阳、少阳部分，邪在上焦，未入于胃，攻之则上热下陷，气随利脱也），利止者愈。

（四七）伤寒呕多（邪在上焦），虽有阳明症（大便实也），不可攻之（邪未全入府，故不可下）。

（四八）食谷欲呕者，属阳明也（此指胃寒不纳食言），吴茱萸汤主之。得汤反剧者，属上焦也（此则属太阳、少阳热攻之呕矣。热攻之呕，即不食时亦呕，当从合病篇第四条法治之）。

（四九）阳明中风，口苦（少阳症）咽干（太阳阴症），腹满微喘（阳明证），发热恶寒，脉浮而紧（太阳证）。若下之，则腹满（外邪内陷），小便难也（液被夺也）。

（五十）阳明病，脉浮而紧（太阳未解），咽燥（太阴脉夹咽）口苦（阳明脉夹口），腹满而喘（胃热），发热（即第二条所云身热，盖

① 气：原脱，据《伤寒论·卷第五·辨阳明病脉证并治第八》补。

阳明在经之热也）汗出，不恶寒，反恶热，身重（此太阳虽解，而阳明经邪尚滞，故身重。则是经府俱热矣）。若发汗则燥（在经宜汗，而热已入府，发汗则液涸，故燥），心愦愦反谵语（"反"字疑衍）。若加烧针①，必怵惕烦躁不得眠。若下之，则胃中空虚，客气动膈（热在经，故虽入府而未实，下则经热内陷），心中懊恼，舌上胎者，栀子豉汤主之（热在上，故吐之）。若渴欲饮水，口干舌燥者，白虎加人参汤主之（津液已耗，用此清热生津。凡阳明症，热入内而府不实，宜此汤清之。详太阳篇四十八至五十二及合病篇第九条）。若脉浮发热，渴欲饮水，小便不利者（畜为湿热），猪苓汤主之。阳明病，汗出多而渴者，不可与猪苓汤，以汗多胃中燥，猪苓汤复利其小便故也（观此数句，则小便不利，必汗少，乃可与猪苓汤。若汗多，须用白虎矣）。

此数条见未入府之不可下也。在经在上焦，均为未入。

（五一）阳明病潮热，大便微硬者（"微"字疑衍），可与大承气汤。不硬者，不可与之。若不大便六七日，恐有燥屎，欲知之法，少与小承气汤（未定大承，且先与此。下条同意），汤入腹中，转失气者（失气，屁也），此有燥屎（屁出而屎不出，因小承气无芒硝，不能软坚，且少与，不能动也），乃可攻之。若不转失气，此但初头硬，后必溏（屎本溏则易动，一动则与屁俱出，故无先出之屁也。一说燥屎不黏肠，有空隙，屁能出，溏则黏肠无空隙，故屁不能出，亦通），不可攻之（未实，则热尚散漫不聚）。攻之，必胀满而不能食也（下则胃虚，气不运而胀满）。欲饮水者（津液因下而虚，故欲水），与水则哕（胃气弱，为水寒遏闭，故哕）。其后发热者（余热至此又结），必大便硬而少也（纵胃寒，但前已下，则虽硬亦少），以小承气汤和之。

① 烧针：《伤寒论·卷第五·辨阳明病脉证并治第八》作"温针"。

不转失气者，慎不可攻也（申前戒）。

（五二）阳明病谵语，发潮热，脉滑而疾者，小承气汤主之。因与一升，腹中转失气，更与一升。若不转失气，勿更与之（恐是溏屎，应俟之耳）。明日不大便（此句承"更与一升"来。俟至明日而不出，则是硬结之甚，当用大承气矣），脉反微涩者，里虚也（津液为热耗尽，真阴已虚，故滑疾之脉，变为微涩也），为难治（邪实正虚），不可更与承气汤也（虑邪去而正亦尽）。

（五三）阳明病下之，心下懊恼而烦，胃中有燥屎者，可攻。若腹微满，初头硬，后必溏，不可攻之。若有燥屎者，宜大承气汤。

（五四）得病二三日，脉弱，无太阳柴胡证，烦燥①，心下硬（即腹满）。至四五日，虽能食（则胃尚空虚未实，加以脉弱，似不可下），以小承气汤少少与，微和之，令小安（然便已结于肠中，则不可用大承气攻者，无妨用小承气和也）。至六日，与承气汤一升。若不大便六七日，小便少者，虽不能食，但初头硬，后必溏，未定成硬，攻之必溏。须小便利，屎定硬，乃可攻之，宜大承气汤（不能食，似胃实可攻，然小便少，则或转渗肠胃而溏，应俟其自出耳）。

此数条见虽入府而不实，亦不可攻也（按：下以下其热，非徒下其屎也。然以屎结为热聚之征，故必硬乃可下之。但亦有虽不硬，而所出臭秽如酱者，自是热极，必待其结，有腐烂肠胃而死耳，此固宜清，或亦须下，不可泥也。盖热垢与寒溏，色臭不同，当辨之。又有所下纯是青黄水者，乃燥屎挡塞，故水从旁溜下而无糟粕，与中寒下利清谷不同，此亦宜下，见少阴篇三十五条）。

（五五）阳明病（指经），本自汗出，医更重发汗，病已差（经解），尚微烦不了了者，此大便必硬故也。以亡津液，胃中干

---

① 烦燥：同"烦躁"。

燥，故令大便硬。当问其小便日几行，若本日三四行，今日再行，故知大便不久出。今①为小便数少，以津液当还入胃中，故知不久必大便也（热从汗泄而内无热，硬因液亡，非由热结，故不用下）。

（五六）阳明病，自汗出，若发汗，小便自利者，此为津液内竭，虽硬，不可攻之。当须自欲大便，宜蜜煎导而通之。若土瓜根及与大猪胆汁，皆可为导（此互上条。见若小便多，宜用导法也，然必屎已下，将近肛门，乃可用。若尚结滞回肠中，恐导亦不通，宜与润肠利便之药）。

（五七）太阳病，若吐若下，若发汗，微烦，小便数，大便因硬者，与小承气汤和之，则愈（此互上二条。见无已，则用小承气和，不可用大承气攻也）。

（五八）太阳病，寸缓关浮尺弱（即伤风浮缓之谓），其人发热汗出，复（"复"字衍）恶寒，不呕（脉症皆属表），但心下痞者，此以医下之也（引邪内入，痞塞心间）。若其不下者（若非由下而痞），病人不恶寒而渴者，此转属阳明也（则是热自入里而尚浮漫于心间，故痞满耳）。小便数者，大便必硬，不更衣十日，无所苦也（便结由尿多，非有实邪在胃，故虽日久，而无热攻满痛之苦）。渴欲饮水，宜少与之。但以法救之，渴者，宜五苓散（末句疑错简。以小便数，大便硬，不应用五苓也。《金鉴》云："但以法救之"，当作"若小便不利"。盖此症不急，"救之"二字无谓。且小便不利而渴，与五苓相合也）。

此数条见便虽结而非热，亦不可下也。盖便结由于液亡，下之固重夺其液，而便结不由热聚，下之复虚寒其中，故不可耳。夫无热且不可下，况复胃寒如下文所云乎？

---

① 今：原脱，据《伤寒论·卷第五·辨阳明病脉证并治第八》补。

（五九）阳明病，若能食，名中（中，即伤也，下同）风，不能食，名中寒（此阳明本经自受风寒之伤，非自太阳传来者。若自太阳传来，则在太阳时，已有有汗、无汗及脉之或缓或紧可辨，何用至此时，乃以能食与否为别乎？且果自太阳传来，则在太阳时，早以郁成热症，而后传到阳明，无论为风为寒，悉皆属热，亦无烦分辨矣。诸家皆以此条为风传、寒传之辨，谬甚。此经病及府之症，盖饮食，胃府主之，若邪不入府，则饮食如常，无能食、不能食之别矣。中风热多，中寒寒多，已见太阳篇第五条注中。然则风即热也，胃热则运动速而能消谷，俗名火嘈是也，寒则凝滞不能消运，故以此为辨。然中风能食，但以初病时言耳。若病之久，热甚而胀满，则又不能食矣，宜知。"不能食"句，合下数条看，乃胃寒也。此从本经直中本府者，人止知阴经有直中之证，而不知阳经亦有直中之证，故特明之。胃寒有二：一为其人本来胃寒，而外寒直中之；一为其人本来胃寒，而传经之热虽内入，亦仍不改其为寒，须辨）。

（六十）阳明病，不能食，攻其热必哕。所以然者，胃中虚冷故也（胃寒也。虽有传经之热入客府中，亦不可攻）。以其人本虚，故攻其热必哕（哕，干呕也）。

（六一）脉浮而迟，表热里寒（此句见胃冷之得属阳明证者，以胃自冷，经自热耳），下利清谷者，四逆汤主之。若胃中虚冷，不能食者，饮水必哕（况用寒药攻①之乎）。

（六二）阳明病脉迟（胃冷），食难用饱（胃寒不运，饱则填滞），饱则微烦头眩（中焦填塞不运，故气郁而上胃），必小便难（中焦塞，则下焦亦不通。此句包有腹满在，气不行也），此欲作谷瘅（瘅，黄也。中焦填塞，升降失职，则水谷不行，郁而成黄也）。虽下之，腹满如故（中益虚寒不运）。所以然者，脉迟故也（阳明病，单指不大便言，非有潮热、烦渴等证也。下条同）。

---

① 攻：原字迹模糊不清，据文义补。

（六三）阳明病，若中寒，不能食，小便不利（中寒，不能运化水谷），手足濈然汗出（人之汗，以天地之雨名之，阴盛则寒而雨多。胃主四支，胃寒则手足冷汗大出，此其义也。然手足汗出，似胃实便硬之症，故下辨之），此欲作固瘕（瘕，大瘕泄也，即溏泻。固者，久而不止也。又瘕者，积聚之名，言胃中寒湿积聚坚固也），必大便初硬后溏（寒凝暂硬，水渗终溏）。所以然者，以胃中冷，水谷不别故也（上条湿外达，经热蒸而成黄，此条湿内畜，汗泄者无几，故积聚坚固，久而下泄也）。

此数条见胃寒之益不可下也。水畜则为湿，湿蒸则成黄，详下文。

（六四）阳明病脉迟（素禀阴湿，故脉迟滞），虽汗出，不恶寒者，其身必重（表虽解，而湿之滞于经者盛，故重），短气（湿气上壅而喘。一说汗出不恶寒，虽表已解，而其人脉迟，气素不充，故身不能运而重，且气乏而短促也。此本冠上四十二条作一条，以文气不属，知为错简，故割置于此）。

（六五）阳明病，初欲食（胃阳未备，应能运行水道矣），小便反不利（应渗大肠为泄），大便自调（言不溏也，则水停为湿矣），其人骨节疼（湿滞也），翕然①如有热状（经热因湿而不盛，故但如有），奄然（忽然）发狂（湿热欲化汗出，必先作动，心神忽烦躁而不宁，非真狂也），濈然汗出而解者，此水不胜谷气，与汗共并（共出也。谷气即胃气，气强则湿热不能留。若胃气虚冷，则或为谷疸，或为固瘕，如上二条矣），脉紧则愈（"紧"字疑误。常器之②云：一本作"脉去则愈"。合两本参之，当是"脉紧去则愈"也）。

（六六）阳明病，发热汗出者，此为热越（越，散也，言热得

---

① 翕然：忽然。

② 常器之：名颖士，宋代医家，长于伤寒之诊治，于《伤寒论》颇有研究。

卷三 六九

汗而泄越于外），不能发黄也。但头汗出，身无汗，剂颈而还，小便不利，渴饮水浆者，此为瘀热在里，身必发黄，茵陈蒿汤主之。

（六七）阳明病，无汗，小便不利，心中懊恼者，身必发黄（湿热内郁）。

（六八）阳明病，面合赤色（合，通也。经热上壅，故面通赤），不可攻之，必发热色黄，小便不利也（不汗而攻，经热不泄，加以小便不利，故蒸湿发黄）。

（六九）阳明病被火（则益助热），额上微汗出，小便不利者，必发黄（热盛，不外泄，不下渗，而惟上蒸，未有不蒸湿发黄者）。

（七十）伤寒瘀热在里（里，指肌肉，非胃府也。热因湿滞），身必发黄，麻黄连翘赤小豆汤主之（用麻黄，表未解也）。

此数条详湿黄证。有畜水，亦有畜血，详下文。

（七一）阳明症，其人喜忘者，必有畜血（畜血则气不通，心窍亦闭，故重则发狂，轻则如狂，更轻则喜忘也。酌应问答，必失其常矣）。所以然者，本久有瘀血，故令喜忘。屎虽硬，大便反易，色必黑（血与屎并，故易出而色黑。燥结亦有屎黑者，必晦如煤，与此黑黏如漆者不同），宜抵当汤下之（张隐庵①曰：太阳以膀胱为府，故验小便；阳明以肠胃为府，故验大便。不用桃核承气，以久瘀也。喻云：太阳少血，阳明多血，较难动，故用抵当。按：此亦或随症轻重施治，不必泥也）。

（七二）病人无表里证（"表"字衍），发热七八日，虽脉浮数者（"虽"字衍），可下之（"可"上当有"不"字）。假令已下，脉数不解，合热（脉数不解，表热仍在，又因误下，引热内入，是内外合热

① 张隐庵：名志聪，清代医家，浙江钱塘人。对《黄帝内经》《伤寒论》研究颇深，一生著述颇丰，有《素问集注》《灵枢集注》《伤寒论宗印》《伤寒论集注》《金匮要略集注》等。

也）则消谷善饥，至六七日，不大便者，有瘀血也（消谷善饥，则非屎结胃满而不大便者，为血瘀可知），宜抵当汤。若脉数不解，而下利不止，必协热而便脓血也。

（七三）阳明病，下血谵语者，此为热入血室也（热入，不随血出而上蒸也），但头汗出者，刺期门，随其实而泻之，濈然汗出则愈（详少阳篇中。男子下血谵语，亦为热入血室）。

此三条论血证。已上论证治详矣，治之不误，则病自解，详于下。

（七四）阳明病欲解时，从申至戌上（申酉戌，阳明旺时）。

解则不传，不解则传，详于下。

（七五①）阳明病，发潮热，大便溏，小便自可（潮热虽入府，而大便溏，小便自可，则府未实，邪未全归，故仍从经传），胸胁满不去者（传少阳矣），小柴胡汤主之。

（七六）阳明病，胁下硬满，不大便而呕，舌上白胎者，可与小柴胡汤。上焦得通（热解而上焦和，胎呕自除），津液得下（下散不结，胁硬可除，而大便亦下矣），胃气因和（大便通也），身濈然而汗出解也（此承上条言。即使大便不行，而硬满在胁不在腹，是胃终未实也。况呕为邪初入胃，又胎白未黄，故不用大柴胡）。

---

① 七五：原作"七八"，据文义改。

卷四

少阳篇

少阳近里，病则经府相连，难于分别，非如太阳阳明，见尿畜而指为膀胱，见便结而指为胃实，确然可据也，且病在膀胱，可利之，在胃可下之，内疏与表散不同，故须分讲。若邪居少阳，半表半里，出入无路，惟有小柴胡和解一法，经热解，胆热亦清，治法既已从同，则经府又可无庸分别矣，此本篇不复细详也。然热之浅者，止在经，深者必在胆，又未尝不可于口苦目眩诸证中，察别其表里耳。

（一）少阳之为病，口苦、咽干、目眩也（苦干，火上炎也，目眩，风火扇摇也。经云：胸胁痛，耳聋，少阳脉起目锐眦，从耳后入耳中，夹咽，其支者，下胸，循胁）。

（二）伤寒中风五六日（"中风"字原在"五六日"下，今移在上），往来寒热（有风寒直入少阳者，有太阳传入，而表之风寒不解者，均半表有寒，半里有热，寒热相拒，各无进退，是为两持，寒从表散，热从里解，是为和解，表寒胜而身寒，里热胜而身热，彼胜此复，此进彼退，是为往来，若传至少阳而表寒已解者，则但有里热，无表寒，无所谓往来也，故下文言但见"一证便是，不必悉具"。太阳阳明，无往来寒热者，寒浅在皮毛间，未能深入而与热争，不得相为胜复也），胸胁苦满（少阳经脉，下胸循胁，热邪居之，故满。胸胁满，是胸膈及胁肋间胀满，非心下满与腹满也）。默默（意不乐而不欲语也，肝胆之气不舒畅，故不乐）不欲食（木邪妨土也），心烦喜呕（火逆则呕，又痰饮上逆也），或心①中烦而不呕，或

---

① 心：《伤寒论·卷第三·辨太阳病脉证并治中第六》作"胸"。

渴，或腹中痛，或胁下痞硬，或心下悸小便不利，或不渴，身有微热，或咳者，小柴胡汤主之，伤寒中风，有柴胡证，但见一证便是，不必悉具。

（三）血弱气尽（尤云营卫虚弱），腠理开，邪气（指风寒）因入，与正气相搏（正气被郁则为热）结于胁下，邪正分争，往来寒热，休作有时（此申往来寒热及胁下痞满。"有时"言有休时、有作时耳，非谓如疟疾之有定期也）。默默不欲食，脏腑相连，其痛必下，邪高痛下，故使呕也，小柴胡汤主之（此明不欲食及腹痛与呕三者属里，少阳半表半里，不应有此，不知经络自与脏腑相连，故胃亦满而不欲食，且热冲而呕，邪高在脐也，气滞腹痛，痛下在脏也，腹为太阴脾土所主，故曰脏）。此三条揭少阳之证，而主以小柴胡也。

（四）少阳中风，两耳无所闻（即内经所云耳聋）、目赤（皆风热上壅之故）、胸中满而烦者（胆经支脉下胸循胁），不可吐下，吐下则悸而惊（津液伤而热邪逼乱神明，少阳经热近里易陷，木邪乘心，故惊悸，又胆热血虚亦惊）。

（五）伤寒脉弦（少阳本脉）细（细字疑衍），头痛发热者，属少阳（头痛发热，太阳也，何以属之少阳，盖必有目眩耳聋等证耳，又少阳头痛多在两角，可辨）。少阳不可发汗，发汗则谵语（胃燥则热），此属胃（至谵语，则又属胃矣），胃和（言用药以和之也，大柴胡汤可用）则愈，不和则烦而悸（热甚而心液虚）。

（六）凡柴胡汤病证而下之，若柴胡症不罢者（幸无他变），复与柴胡汤，必蒸蒸（发热貌）而振（战也），却发热汗出而解（下则内虚，故解先战）。

（七）本太阳病不解，转入少阳者，胁下硬满，干呕，不能食，往来寒热（柴胡证具），尚未吐下（未经误治），脉沉紧者（紧当作弦，兼沉者，邪偏于半里矣），与小柴胡汤。若已吐下发汗温针

（是沉为误治，而邪入里也）谵语（邪陷阳明胃府），柴胡症罢，此为坏病（柴胡不中与矣）。知犯何逆，以法治之（上文言谵语，是犯阳明也，可依阳明法，否须再审）。

此四条，明柴胡为主治，不可误用吐汗下等法也，夫误治由辨证不明，不明则应用柴胡而不用，或不应用而反误用，如下文所云矣。

（八）服柴胡汤已，渴者，属阳明也，以法治之（先不渴，服汤后反渴，是证已渐传胃府，而医犹从少阳治，故不对证也）。

（九）太阳病，过经十余日，心下温温（热气泛沃之状）欲吐（极吐之后，余势犹尔）而胸中痛（胸为吐伤，故痛），大便反溏（溏由下所致，盖下之利不止也，欲吐胸痛，似实热症，大便应硬，今溏，故曰"反"），腹微满（燥屎尚留），郁郁微烦。先此时，自极吐下者，与调胃承气汤（既经吐下，何故尚烦满欲吐，则以燥屎未尽，留中作扰耳）。若不尔者（若未经吐下），不可与（恐欲吐乃少阳喜呕之证，而烦满微溏，乃木郁侵土所致，应属小柴胡也）。但欲呕，胸中痛，微溏者，此非柴胡证，以呕故知极吐下也（以其人欲呕之故问之，知为先极吐下所致，则知非少阳本证也。此转承调胃承气来，言所以用承气不用柴胡之故）。

（十）得病六七日，脉迟浮弱，恶风寒（此太阴病，而太阳风寒未解也，迟弱即湿土之缓脉，非少阳之弦数可知，浮而恶寒，则兼表耳），手足温（太阴谛矣），医二三下之（表热陷矣），不能食（热入而满）而胁下满痛（又兼少阳），面目及身黄（热蒸脾湿），头项强（颈项强，太阳未解，或兼阳明也），小便难者（数下夺液），与柴胡汤，后必下重（治少阳而太阴湿热不除），本渴（数下夺液也）而饮水呕者（湿气上逆），柴胡不中与也（柴胡本治少阳热呕，不能治太阴湿呕也）。食谷者哕（此句疑错简）。

此证非少阳而误用柴胡者，其与应用而不用，均不能辨证耳，然亦有知为少阳而不得便用柴胡如下条者。

（十一）伤寒，阳脉涩①（营卫不通），阴脉弦②（木邪克土），法当腹中急痛者，先用小建中汤（以补营卫，缓中急）；不差者（中已建腹痛已除而柴胡证仍在也），与小柴胡汤主之。

此因其人本虚，故虽证属少阳，而不得便与柴胡也，则柴胡不可轻用矣，乃用之而当，不特少阳应用，即兼别经亦可用之，如下文所举是已。

（十二）伤寒四五日，身热恶风（太阳证），头③项强（太阳阳明证），胁下满，手足温而渴者（少阳阳明证，三阳兼病），小柴胡汤主之（当去半夏，加瓜蒌根，三阳合病，热已及里，若用辛甘发散，必致谵语，如合病篇所云，故用此清解之）。

（十三）伤寒五六日，已发汗（观下文，则表仍未解）而复下之（热内陷），胸胁满（入少阳），微结（不至如结胸之甚者，以邪从汗衰，热之内陷原微也，又须合下条有表复有里句参之），小便不利（亡液），渴而不呕（无痰饮也），但头汗出（热上攻），往来寒热心烦者，此为未解也，柴胡桂枝干姜汤主之（解半表之邪，散半里之结。人身腹属里，背属表，少阳经行身侧，为半表半里，故多胁痛证。又膈下属里，上属表，少阳居清道，协乎膈间亦为半表半里，故多胸满证。又皮肤为表，胸中为里，邪在胸，又分浅深，深则为结胸，结于胸里也，浅为微结，结于胸之外廓耳）。

（十四）伤寒五六日，头汗出，微恶寒（表未解也，互上条），手足冷（热郁不宣于四支也），心下满，口不欲食，大便硬（热结），

---

① 阳脉涩：指脉浮取迟涩，为气血不足。
② 阴脉弦：指脉沉取见弦，主病在少阳之经，又主痛证。
③ 头：《伤寒论·卷第三·辨太阳病脉证并治中第六》作"颈"。

脉细者（脉不甚大，则热微而结亦微），此为阳微结，必有表，复有里也（若表解热尽入里，则结必甚，今尚带表，则热未全入，故但微结也），脉沉亦在里也（脉细类乎阴结，加以沉更类矣），汗出为阳微结（以头汗知为阳微结），假令纯阴结，不得复有外证（往来寒热，口苦目眩等证），悉入在里，此为半在表半在里也，脉虽沉紧，不得为少阴病（少阴即上纯阴），所以然者，阴不得有汗（里寒则外无汗），今头汗出，故知非少阴也，可与小柴胡汤（双解表里，而结亦散），设不了了者，得屎而解（热虽散不结，而已硬之便未尽出故也。此条辨微结之带表与热悉入里而结之甚者不同，但悉入里而内结，又有阴阳之分，因并辨其是阳非阴也。恶寒支冷脉沉细，俱似少阴症，以头汗出辨之耳）。

（十五）太阳病，过经十余日（入少阳），反二三下之，后四五日，柴胡证仍在者，先与小柴胡汤。呕不止，心下急，郁郁微烦者，为未解也，与大柴胡汤，下之则愈（用小柴胡，则木气得舒，呕应止而不止，则府已结，下不通而上干故也，当参第九条及阳明篇四十七条，彼邪在膈而呕，此邪结胃而呕也）。

（十六）伤寒十三日不解（太阳仍在），胸胁满而呕（入少阳），日晡所发潮热（入胃便实），已而微利（即下文丸药下之，而利不止也），此本柴胡证（当用大柴胡双解表里），下之而不得利（下则利矣，然邪尽利亦止），今反利者，知医以丸药下之，非其治也（丸药，许学士①所云巴豆小丸子，强逼溏屎而下者也，不能尽去结屎，故微利不止，又不能散表邪，故曰非其治），潮热者，实也，先宜小柴胡以解外（胃虽实而少阳证仍在，故先用小柴胡），后以柴胡加芒硝汤主之（芒硝软

---

① 许学士：即许叔微，字知可，号白沙，又号近泉，真州白沙（今江苏省仪征市人），宋代杰出的医学家、研究《伤寒论》之大家，曾任徽州、杭州府学教授、集贤院学士，人称许学士。著有《伤寒百证歌》《伤寒发微论》《普济本事方》等书。

坚，已利，故不用大黄）。

此举少阳之有兼证者，亦可用柴胡治之也。已上论少阳证治已详，而妇人则有热入血室一证，故下文特详之。

（十七）妇人中风，发热恶寒，得之七八日（入少阳矣，此句原文在"经水适来"下，今移此），经水适来，热除而脉迟身凉（热入血室，故身凉，血滞故脉迟），胸胁下满（此下当有"其血必结"四字），如结胸状（血室冲脉，行于胁，热结故满），谵①语者（血分热上乘心），此为热入血室也，当刺期门（血室厥阴所主，故刺以泻之），随其实而泻②之。

（十八）妇人伤寒发热，经水适来，昼日明了，夜则谵语（夜则阳入扰阴也，此互上条，见此证谵语与他证不分昼夜者有别），如见鬼状者，此为热入血室，无犯胃气（在血室不在胃，不可下也）及上二焦（血室在下也），必自愈（言即不刺期门亦自愈，以已来之血，暂被热截，久之血行则热泄矣）。

（十九）妇人中风，七八日续得寒热（言先无寒热，至此时乃有也），发作有时，经水适断者，此为热入血室，其血必结（四字疑衍，当删），故使如疟状，发作有时（往来寒热，本少阳证，然发作无时，今有时者，缘热入血室，已有定舍，故每日气行阴分则发也），小柴胡汤主之（因无血结，故但清其热，不用刺法）。

此论热入血室之证治（陶节菴云，冲脉为血之海，即血室③，男女皆有之。张景岳曰，热入血室，或令血不行，宜随证治之。按：此则下血谵语便是热入血室，不必寒热如疟，此缘有少阳症耳，又不必妇人，缘妇人有

---

① 谵（zhān）：指说梦话，病人呓语。

② 泻：《伤寒论·卷第四·辨太阳病脉证并治下第七》作"取"。

③ 冲脉为血之海，即血室：语出《伤寒六书·伤寒家秘的本卷之二·热入血室》。

行经一节，经动则邪易乘耳。问：此证阳明、少阳俱言之，不识太阳、三阴亦有是乎？曰：太阳主表，不应有此，即有血证，亦本经热瘀，所畜者膀胱之血耳，故仲景于阳明、少阳言之，以二经热近里也，夫近里者且有之，况三阴乎？且膀胱之血通乎血海，即谓太阳亦有此，无不可也）。少阳与三阴相接，少阳若解，则不传，不解则传矣，详下文。

（二十）伤寒三日，少阳脉小者，欲已也（观此愈知第五条"细"字之误）。

（廿一）少阳病欲解时，从寅至辰上（寅、卯、辰，木旺之时）。

（廿二）伤寒三日，三阳为尽，三阴当受邪，其人反能食，不呕，此为三阴不受邪也（表邪传里，里不和，则不能食而呕，今反之，故知不传）。

（廿三）伤寒六七日，无大热，其人烦躁者，此为阳去入阴故也。

阳经合病并病篇

喻嘉言尚论篇，于三阳篇中摘出合病、并病，另标一篇，然各篇内，凡有邪涉他经，条中虽无"合病""并病"字样，要之非合即并耳。今从喻氏摘此数条，以见崖略，诸所未尽，仍于各篇求之可也，三阴亦多合、并病，一隅三反，无烦另举。

（一）太阳病，背项强几几（旧注：几，音"殊"，鸟之短羽者，不能飞腾，动则先伸其颈，几几然，状颈项强直不舒貌，《准绳》则谓：《诗》赤舃几几①。注：几几，絇貌，絇，拘也，言拘者，取自拘持，使低目不妄顾视。此可想见背项拘强情状，当从《准绳》），反汗出恶风者，桂枝加

---

① 赤舃几几：出自先秦佚名的《狼跋》："公孙硕肤，赤舃几几"，舃（què）：后作"鹊"。《说文·鸟部》："舃，鹊也。"

葛根汤主之（几几寒甚所致，应无汗，今汗出，故曰反）。

（二）太阳病，背项强几几，无汗恶风者，葛根汤（即桂枝加麻黄、葛根）主之（此二条，太阳阳明合病也。有汗无汗，乃伤风伤寒之分，非有汗为表解也。太阳原有头项强痛证，而不至拘强不得顾视之甚，今若此，是太阳阳明并中风寒矣，缘阳明经脉，上颈而合于太阳也。伤风主桂枝，加葛根以发阳明肌肉之汗，伤寒主麻黄，乃不用本汤加葛根，反用桂枝加麻黄葛根者，以麻黄汤无芍药，又加葛根恐大发泄也。又邪驻肌肉间，不上攻肺，故不用杏仁耳。病连阳明，即加葛根，否即不宜用，恐无故而泄肌肉之液，反致燥热也）。

（三）太阳与阳明合病（是太阳之发热恶寒，与阳明之目痛鼻干等症齐见也，他仿此），必自下利，葛根汤主之（两经齐病，热盛逼其水谷下奔，但利由表邪，表解则利自止，且汗药升发，能提其下陷之气耳）。

（四）太阳与阳明合病，不下利，但呕者（热郁痰饮，不下注则上逆），葛根加半夏汤主之。

（五）太阳与阳明合病，喘而胸满者，不可下，麻黄汤主之（以喘故用麻黄泄肺，杏仁降逆，不用葛根者，以葛根主泄肌肉之邪，今邪已壅高位，上乘乎肺，不在肌肉间，乃太阳多而阳明少之证也。上条阳明热多注胃，此条太阳热多注肺）。

（六）太阳与少阳合病，自下利者，与黄芩汤（利则经热内陷，故与此清之，不加表药者，必外已解，不然当加柴胡）；若呕者，黄芩加半夏生姜汤（以治痰饮上逆。汪苓山云：太阳阳明合病，下利为在表，故宜汗；阳明少阳合病，自利为在里，宜下。此太阳少阳合病，自利为在半表半里，故与黄芩汤和解）。

（七）阳明少阳合病，必下利，其脉不负者，顺也（不负者，少阳虽弦，而阳明亦大也，恐利则土败，不败则邪从利去，而内无伤，故为顺，当用小柴胡加葛根、白芍）；负者，失也，互相克贼，名为负也。脉滑而数者（不但不负，而且滑数），有宿食也，当下之，宜大承气汤（负则利必损脾，不负则利无损，若更邪实，则再下之亦无伤也，作三折看）。

（八）三阳合病，脉浮大（浮太阳，大阳明），上（《金鉴》谓"上"当作"弦"）关上（关部也），但欲眠睡（胆热壅而神昏），目合则汗（即盗汗，热盛于经，必入扰乎阴）。

（九）三阳合病，腹满（热气且充塞于内矣）身重，难以转侧（邪滞经络），口不仁（不知味也，脾胃亦热）而面垢（热上蒸汗出多，故面垢，一云"垢尘暗"也，少阳热则面色尘晦不泽），谵语遗尿（热入膀胱，神昏而遗，遗尿有三：一为热甚而神昏无知；一为寒极而气不能摄；一为肾绝而神去不觉也），发汗则谵语（火得升发之势而愈炽），下之则额上生汗（下之则阴虚阳上越），手足逆冷（热以下而内陷，故手足冷，是为热厥），若自汗出①者，白虎汤主之（汗下皆不可，惟此清热一法耳，然必汗出表解而归于阳明乃可用也）。

（十）阳明中风，脉弦（少阳）浮（太阳）大（阳明）而短气（热壅喘促），腹都满，胁下及心痛，久按之气不通（凡按之而通者，以气止聚一处，按之则散走他处，故通，今处处都满，则无地挹注②，壅闭甚矣。热攻故痛），鼻干不得汗，嗜卧（凡热病，邪解则嗜卧，以阴气得复也。此之嗜卧者，则热盛而神气昏迷耳，其卧必带昏沉之意，与清爽者不同，或疑阳明症不得眠，此何故能卧？盖热则阳动而扰阴，故不卧，而热太壅盛，则反闭塞而不行，有壅塞而无搅扰，故又得卧也），一身及面目悉黄③，小便难，有潮热，时时哕（气垂绝欲脱，上冲有声，此与寒遏阳气作哕者不同），耳前后肿（少阳脉行耳前后，热毒上攻故肿），刺之小差（刺

---

① 出：原脱，据《伤寒论·卷第五·辨阳明病脉证并治中第八》补。

② 挹注（yìzhù）：指将液体由一容器注入另一容器，比喻取有余以补不足。

③ 一身及面目悉黄：《伤寒论·卷第五·辨阳明病脉证并治中第八》作"一身及目悉黄"。

以泄热，不单为耳肿，小差者，内热略减也），外不解（不得汗也），病过十日，脉续浮者，与小柴胡汤（外不解而不敢汗，恐升炽也，故用刺，刺后仍不敢用汗，十余日脉浮，则热向外欲出，故用小柴胡双解之，云"续浮者"，则前之浮大弦已变为沉大弦可知矣）。脉但浮，无余证者，与麻黄汤（曰"但浮"，则弦大已去可知，而上之"续浮"尚兼弦可知，此云"无余证"，则上之有余证可知，兼弦大而有余症，则里热未清，故用柴胡双解，弦大已去，又无余证，则热悉还表，而里已清，故可用麻黄从表治也）。若不尿，腹满加哕者，不治（此转承刺后言，若刺后小差，而脉不转浮，则热壅闭于内，前之小便难者，今竟不尿，时哕者更加哕，气化不行而垂绝，故不治。此三阳合病，经府皆连之重证，与上条同）。

此上各条论合病（两经三经同时齐病，谓之合病）。

（十一）二阳并病，太阳初得病时，发其汗，汗先出不彻，因转属阳明，续自微汗出，不恶寒（太阳证罢，归并阳明矣）。若太阳证不罢者（仍恶寒而无续得之汗），不可下，下之为逆（即太阳证罢，而阳明经病未入于府，亦不可下，况太阳未罢乎），如此可小发汗（因前汗不彻，故再小汗之）。设面色缘缘（相因也，满面连结之意）正赤者（正赤，深赤也，阳明经脉行面），阳气怫郁在表（此则从前未经发汗者），当解之薰之（或用汗剂发散，或用麻黄等药煮汤薰蒸，不仅小发之而已），若发汗①不彻（若但少发，而不解薰，是仍然不彻也），不足言，阳气怫郁不得越，当汗不汗，其人烦躁（则不但热郁在表，且入于里而烦躁生矣，然则前言阳郁在表，岂足以尽之哉，盖当大汗而不汗，其人必且烦躁也），不知痛处（邪循经行，故痛无常处），乍在腹中（邪无出路，欲内攻矣），乍在四支，按之不可得，其人短气（喘促也，热上壅故），但坐以汗出不彻故也，更发其汗则愈。何以知汗出不彻？以脉涩故知也（经曰：涩者阳气有余，为身热无汗，盖热盛壅滞

---

① 汗：原脱，据《伤寒论·卷第三·辨太阳病脉证并治中第六》补。

经脉故也，然虽涩而有力）。

（十二）二阳并病，太阳证罢，但发潮热，手足絷絷汗出，大便难而谵语者，下之则愈，宜大承气汤。

（十三）太阳与少阳并病，头项强痛（太阳）或眩冒（少阳），时如结胸，心下痞硬者，当刺大椎（即百劳穴，主泻胸中诸热气，太少齐泻也）、第一间（疑即商阳，在手食指内侧，主胸中气满，热病汗不出）、肺俞（以泄太阳表热，肺俞与太阳通也）、肝俞（以泄胆热，肝与胆合也），慎不可发汗（热已入内，忌升发也），发汗则谵语（邪乘燥入胃），脉弦（少阳邪盛），五六日谵语不止，当①刺期门（泻肝胆热也）。

（十四）太阳少阳并病，心下硬，颈项强而眩者，当刺大椎、肺俞、肝俞，慎勿下之（互上条）。

（十五）太阳少阳并病，而反下之，成结胸，心下硬，下利不止，水浆不下，其人心烦（负证）。

此上各条，论并病（两经三经先后连病，谓之并病）。

---

① 当：原脱，据《伤寒论·卷第四·辨太阳病脉证并治下第七》补。

卷五

太 阴 篇

本篇文止八条，而寒热证分，经藏病别，大义已举，即有残缺，固可无憾也。三阴诸症，彼此互见而各有定属，如腹痛自利属之太阴，以太阴主腹，主水谷也，而少阴厥阴亦有此者，缘经脏交通，相为挹注，痛利由本经病致者，则为自受之邪，由他经病致者，则为转注之邪，即与少阴厥阴之症同见，而本症自属之太阴耳，惟其彼此互见，故三阴之治，大概从同，惟其各有定属，故三阴之症，界限自别，医者知此，则病至能名，经纬不乱矣。

（一）太阴之为病（病兼直中寒症，传经热症言，下二篇仿此），腹满（寒凝不运则满，热气填塞亦满，腹满即肚胀，较心下满位为低）而吐，食不下，自利益甚（"益甚"二字疑衍），时腹自痛（太阴脉入腹，属脾络胃，邪在中则腹满痛，上逼则吐，下迫则利也），若下之，必胸下结硬（寒证下之，则中阳益微而阴凝，热症似可下，不知热止在太阴，未入于胃，下则里虚不运，亦结。胸下即中脘，与阳邪陷入结于高位者不同。内经云：嗌干是言热证也。此条亦似指热症言，观"时"字可见。成①注云：阴寒在内则腹中常痛，此阳邪干里，故虽痛而不常是也）。

此揭太阴病证（后言太阴病者，指此证言也，然参下文，则自利不渴，脉缓，手足温，发黄，四支烦疼及《内经》之"嗌干"，皆属太阴见症）。

---

① 成：指成无己，金代医学家，是伤寒学派主要代表人物之一。著有《注解伤寒论》《伤寒明理论》《伤寒明理药方论》。

（二）自利不渴者，属太阴，以其脏有寒故①也，当温之，宜四逆汤②。

此论寒症。

（三）伤寒脉浮而缓，手足自温者，系在太阴。太阴当发身黄，若小便自利者，不能发黄（详阳明篇第十二条）。至七八日，虽暴烦下利日十余行，必自止（热久欲从利解，将解之际，热势作动，故烦，犹将作汗者之先必烦也，但邪在表者从汗解，在里者从利泄耳，邪尽则利自止），以脾家实，秽腐③当去故也（脾健则能运行秽腐，故为太阴之自利，不为阳明之燥结，大意言湿热若不从小便泄，即从大便泄，虽大便数行，不必虑也）。

（四）本太阳病，医反下之，因而腹痛时满④者，属太阴也（太阳误下，其逆多在胸胁上，此在腹，故属太阴），桂枝加芍药汤主之（桂枝升举阳邪，使仍从外出，倍芍药以清脾热）。大实痛者，桂枝加大黄汤主之（凡三阴言下者，皆邪之转入胃而结者也）。

（五）太阴为病，脉弱，其人续自便利，设当行大黄芍药者，宜减之，以其人胃家弱，易动故也。

此数条论热证。邪在三阴，必入于脏，其有止在于经者，仍从外解，摘出于后，少厥仿此。

（六）太阴病，脉浮者可发汗，宜桂枝汤。

此论经病（在经有二：一则邪初入经，未遽⑤连脏；一则已入于脏，

---

① 故：原脱，据《伤寒论·卷第六·辨太阴病脉证并治第十》补。
② 宜四逆汤：《伤寒论·卷第六·辨太阴病脉证并治第十》作"宜服四逆辈"。
③ 秽腐：《伤寒论·卷第六·辨太阴病脉证并治第十》作"腐秽"。
④ 腹痛时满：《伤寒论·卷第六·辨太阴病脉证并治第十》作"腹满时痛"。
⑤ 遽（jù）：立刻，马上。

不从内解，日久正复邪衰，退还于经）。

（七）太阴中风，四肢烦疼，阳微阴涩而长者，为欲愈（脾主四支，脾经风热，故烦疼，阴被热耗，故涩，而阳微则热亦退，但脉见不足，恐元气亦衰，若兼见长，则正气将复，故自愈，若作寒证看，则于微涩之阴脉中，时见一长，则阴消阳长，所谓阴病得阳脉则生也）。

（八①）太阴病，欲解时，从亥至丑上（亥子丑，太阴旺时）。

少 阴 篇

太阴后天也，少阴先天也，邪入太阴，犹未犯本，热证尚藉先天之水以苏涸，寒证尚藉先天之火以回阳，若进逼少阴，则热之所烁者，天一之精液，寒之所凌者，坎中之真阳矣，根本摇动，生死尤关，临证者，尚慎之哉。

（一）少阴之为病，脉微细（必沉），但欲寐也（寒证则阴盛阳衰，喜静恶动，又无热邪烦扰，故静而寐。热证神昏亦寐，但多昏沉之意，亦有脉微细者，缘热耗阴血，或热深而内伏也，但必带数。又有寒证而不得卧者，则阳神为阴所逼，飞动不安也，见下第十一条。又有热证而不得卧者，阳邪烦扰故也，见下第三十一、三十三条）。

此揭少阴脉证。

（二）少阴病，脉沉者（必兼迟细），急温之，宜四逆汤。

（三）少阴病，得之一二日，口中和（与《内经》所论口燥舌干之热证异矣），其背恶寒者（阳微可见），当灸之，附子汤主之（灸膈关②以温表，灸关元以温里）。

（四）少阴病，身体痛，手足寒，骨节痛，脉沉者，附子汤

---

① 八：原作"七"，据文意改。

② 膈关：经穴名。出《针灸甲乙经》。属足太阳膀胱经。在背部，当第7胸椎棘突下，旁开3寸。主治呕吐，呃逆，噎膈等。

主之。

（五）少阴病，恶寒，身蜷而利，手足逆冷者，不治（阴盛而阳全无）。

（六）少阴病，下利，恶寒而蜷卧，若利自止（四字原文在上句上），手足温者可治。

（七）少阴病，四逆，恶寒而①身蜷，脉不至，不烦而躁者死（烦则阳尚在心胸间，不烦而躁，则阳已脱于外，故惟手足躁扰而已）。

（八）少阴病，恶寒而蜷，时自烦，欲去衣被者，可治（曰"时"曰"欲"，阳虽动，尚未外亡）。

（九）少阴病，吐利，手足厥②冷，烦躁欲死者，吴茱萸汤主之。

（十）少阴病，吐利躁烦，四逆者死（上条言"欲死"，此言"死"，必其脉之已绝耳。一说：上条先逆冷而后烦燥，其逆冷为阴寒之本证，此四逆，是在躁烦之后，则为阳脱之征）。

（十一）少阴病，脉微沉细，但欲卧，汗出（阳欲外脱）不烦（但未上越），自欲吐（又将上越），至五六日自利（加以下夺），复烦躁，不得卧寐者死。

（十二）少阴病，下利止而头眩，时时自冒者死（上第六条，利止手足温可治，此言死者，阴亡于下，则阳脱于上，故浮动而眩冒，可见阳回利止则生，阴尽利止则死）。

（十三）少阴病，吐利，手足不逆冷，反发热者，不死（阳回也，然格阳亦发热，须辨之）。脉不至者，灸少阴七壮（常器之云灸太溪）。

（十四）少阴病，脉紧（紧为寒，必带迟），至七八日，自下

---

① 而：原脱，据《伤寒论·卷第六·辨少阴病脉证并治第十一》补。
② 厥：《伤寒论·卷第六·辨少阴病脉证并治第十一》作"逆"。

利，脉暴微（微，弱也，下利，津液乍虚使然），手足反温，脉紧反去者（脉虽转微，而紧已去，则微非诸微亡阳之微，而为紧去入安之微，手足复温，寒邪已从利出，而阳得回可知矣，若是阳脱之利，则紧脉仍在而手足不温），为欲解也，虽烦下利，必自愈（阳回而不上浮，故烦止，阴邪已出，阳气已复，故利止）。

（十五）少阴病，下利（阳欲下脱），白通汤主之（用热药以回阳，犹恐阴盛阳微，不能遍达，故加葱白以宣通，使透全体，且引上焦阳气下入阴中，挈①之使不脱也）。

（十六）少阴病，下利脉微者，与白通汤。利不止，厥逆无脉，干呕烦者，白通加猪胆汁汤主之（药之热者性上行，加胆及人尿，引之速下也。二者字相替，乃两拟其证也，上症用白通，下症用白通加尿胆，以证甚而见呕烦耳）。服汤脉暴出者死（暴出则离根矣），微续者生。

（十七）少阴病，下利清谷，里寒外热（阳格于外），手足厥逆，脉微欲绝，身反不恶寒（阳在外也，太阳篇第三条云，身大热反欲近衣，为外热内寒，与此相反，盖初格者尚恶寒，其后则皮肤烦躁，故又不恶寒，且甚而欲坐卧泥水中也），其人面赤色②（戴阳），或腹痛，或干呕，或咽痛（少阴脉上循喉咙，故多咽痛症，阴症痛而不肿，阳症痛而且肿，详下二十四条。再按："咽"当作"喉"，下各条仿此），或利止③脉不出者，通脉四逆汤主之（格阳用此汤，戴阳则加葱白，使戴上之阳，得通于下焦而反其根也）。其脉即出者愈（与上条暴出异，暴出有壅脱之象，即出，言随即出耳，由是言之，上条微续，必服汤后随续，乃为休征，若良久不出，则阳已外散，又主死矣）。

---

① 挈（qiè）：提起，带领。
② 面赤色：《伤寒论·卷第六·辨少阴病脉证并治第十一》作"面色赤"。
③ 或利止：原脱，据《伤寒论·卷第六·辨少阴病脉证并治第十一》补。

（十八）少阴病，下利，脉微涩（阳固虚，阴亦竭），呕而汗出（阴寒上逆，故呕，表阳不固，故汗），必数更衣，反少者（下多气陷，故数，糟粕已尽，故少），当温其上，灸之（阳陷不虞上脱，而虑下竭，阳虚宜温，阴虚又忌辛热，故用灸以独温其上而升阳，灸百会）。

（十九）少阴病，二三日至四五日，腹痛，小便不利，下利不止，便脓血者，桃花汤主之（寒则血不归经而下出，用石脂固脱，干姜散寒）。

（二十）少阴病，下利便脓血者，桃花汤主之。少阴病，下利①便脓血者，可刺（"刺"当作"灸"。常器之云：宜灸幽门、交信，幽门治泄利脓血，乃少阴冲脉之所会，可灸五壮；交信治泄利赤白，女子崩漏，可灸三壮。此二条，《金鉴》谓是热证，然当从丹溪、韧菴②作寒为是，韧菴云：岂有热证而用涩剂，使热不得泄乎？其辨甚明）。

（廿一）少阴病，二三日不已，至四五日，腹痛，小便不利（水内畜也），四肢沉重疼痛（水外滞也），自下利者，此为有水气，其人或咳（少阴脉上循喉咙，其支别出肺，故有咳证）、或呕③（水气上乘）、或小便利、或下利（水气下渗），真武汤主之（太阳亦有水气，然从表邪郁成，故用小青龙发之，此由里寒水泛，故用真武以温中镇水）。

（廿二）少阴病，饮食入口即吐，心下温温（吐则阳气上浮，故温温似热）欲吐，复不能吐，始得之，手足寒，脉弦迟者，此胸中实，不可下也，当吐之（始得便支寒脉迟，知为寒症，然迟而兼弦，则非虚寒，而为实寒可知，盖必口食寒物，而壅滞于胃口也）。若膈上

---

① 下利：原脱，据《伤寒论·卷第六·辨少阴病脉证并治第十一》补。

② 韧菴：即汪昂。明末清初安徽休宁西门人氏，早年业儒，经史百家，无不弹究。后弃儒功医，以毕生精力从事医学理论研究和著书立说，代表作有《本草备要》《医方集解》《汤头歌诀》等。

③ 或呕：《伤寒论·卷第六·辨少阴病脉证并治第十一》中在"或下利"句下，作"或呕者"。

有寒饮，干呕者，不可吐也（寒饮得热药即化，不须吐），急温之①，宜四逆汤。

（廿三）少阴病，欲吐不吐，心烦，但欲寐，五六日自利而渴者，属少阴也，虚故引水自救（热证有此，热上故烦渴欲吐，下逼故利，神昏故欲寐也。寒症亦有此，肾寒不能纳气，故上冲而欲吐，心烦，肾寒不能闭藏，则自利亡液而渴也，寒热难辨，故下文以小便别之）。若小便色白者（则是寒症），少阴病形悉具，小便白者，以下焦虚有寒，不能制水，故令色白也。

（廿四）病人脉阴阳俱紧（似太阳伤寒脉），反汗出者，亡阳也（太阳应无汗，而反汗出，则是直中少阴亡阳症，而紧之必兼沉迟，不若太阳之兼浮数可知矣），此属少阴，法当咽痛而复吐利（寒逼阳上浮则咽痛而吐，寒下逼则利）。

（廿五）少阴病，脉微，不可发汗，亡阳故也。阳已虚，尺脉弱涩者，复不可下之（阳虚阴亦乏，故皆不可）。

（廿六）少阴负趺阳者为顺也（负，胜负之负，少阴趺阳，皆以脉言，谓趺阳脉胜于少阴脉也，盖少阴之紧去，而趺阳之缓来，则脾胃阳回，而肾寒自退矣）。

此上各条论寒证。

（廿七）少阴病，脉细沉数，病为在里，不可发汗（热症必舌干口燥而渴，经文可考）。

（廿八）少阴病，咳而下利谵语者，被火气劫故也，小便必难，以强责少阴汗也。

（廿九）少阴病，但厥无汗（热深入内），而强发之，必动其血，未知从何道出，或从口鼻，或从目出者②（"目"上当有"耳"字），是

---

① 急温之：《伤寒论·卷第六·辨少阴病脉证并治第十一》作"当温之"。

② 者：原脱，据《伤寒论·卷第六·辨少阴病脉证并治第十一》补。

名下厥上竭（厥逆也，血本下行，上出则逆，出则竭矣），为难治。

（三十）少阴病，下利、咽痛、胸满、心烦者（少阴脉循喉，其支者从肺出络心，注胸中），猪肤汤主之（利则阴亡而燥涸，成氏曰：猪肤入肾清热，加蜜润燥，白粉①益气断利）。

（三一）少阴病，得之二三日已上，心中烦，不得卧（先本欲寐，后反不卧也），黄连阿胶汤主之。

（三二）少阴病，四逆，其人或咳或悸（火乘心动），或小便不利，或腹中痛，或泄利下重者，四逆散主之（四逆不至于厥，热未甚深，故用此汤为和解，如少阳之有小柴胡也）。

（三三）少阴病，下利六七日，咳而呕渴，心烦不得眠者，猪苓汤主之（此热夹水饮之症）。

（三四）少阴病，得之二三日，口燥（与口中和异矣，初起便如此，则热盛可知）咽干者，急下之，宜大承气汤。

（三五）少阴病，自利清水（屎结不下，故但利水），色纯青（热应黄而纯青者，以热邪急暴，色未及变而即下也），心下（即腹）必痛，口干燥者，急②下之，宜大承气汤。

（三六）少阴病，六七日，腹胀不大便者，急下之，宜大承气汤。

（三七）少阴病，六七日，息高者死（气奔出不返，肾主纳气，肾绝，有出无纳也。"六七日"字，见是传经热证）。

此上各条，论热症（已上寒热二症，皆由经入里者，若其邪止在经而不关里者，见后）。

（三八）少阴病，得之二三日（犹言初起耳，不必泥），麻黄附

① 白粉：即铅粉，也称胡粉。
② 急下之：《伤寒论·卷第六·辨少阴病脉证并治第十一》作"可下之"。

子甘草汤，微发汗，以二三日无里证，故微发汗也（此及下条，乃寒邪由太阳直入少阴之经，未及于里者也）。

（三九）少阴病，始得之，反发热脉沉者，麻黄附子细辛汤主之（邪得直中，阳虚可知，然犹能发热，阳非全无可知，阳能拒邪而发热，则邪止在经，未入于脏可知。在经宜汗，细辛本经汗药；加麻黄者，太阳少阴相为表里，邪须由太阳出也；用附子者，助阳温经以托邪，使邪去而阳不亡也。此与太阳篇第三十七条同，彼条有头痛，故属太阳，此无，故属少阴，太阳脉应浮而反沉，少阴不应发热而反发热，是皆相反，但此之反正佳，以邪尚在经，未入脏也，彼之反则不宜，以邪在表而里虚，可危也。张景岳云：可见阳经有当温者，四逆汤以生附配干姜，补中自有散意，阴经有当表者，此汤以熟附配麻黄，发中亦有补意）。

（四十）少阴病，二三日，咽痛者，可与甘草汤，不差者，可与桔梗汤（咽痛外无别症，是热止在经，上行攻咽耳，甘草性凉，解毒缓痛，若不差，则经气闭而热不散也，故加桔梗以开之，此不多用寒凉之品，可见里无热而热止在经矣。此及下三条，乃热邪止在于经，不及里，或里热还表）。

（四一）少阴病，咽中痛，半夏散及汤主之（此经热夹痰攻咽，故用半夏除痰，桂枝散邪，不避辛热者，以经热由风寒外闭，外解热自泄耳，然当酌用）。少阴病，咽中伤，生疮，不能言语，声不出者（较前更甚，则桂枝之热不宜用），苦酒汤主之（半夏涤痰，鸡子润咽，苦酒敛疮消肿以清阴热）。

（四二）少阴病，八九日，一身手足尽热者，以热在膀胱，必便血也（发热则邪还于表，虽为佳兆，但热甚必动血，此与太阳篇膀胱血症同，而属之少阴者，彼乃本经传本府，此为肾经移热也，便血即尿血）。

（四三）少阴中风，脉阳（浮分）微阴（沉分）浮者①，为欲

卷
五
—
九
一

---

① 脉阳微阴浮者："脉""者"二字原脱，据《伤寒论·卷第六·辨少阴病脉证并治第十一》补。

愈（少阴之脉，沉在阴分者，今转而浮起，是邪还于表也，还于浮分而微，是还表之邪已衰也）。

此六修论经病。

（四四）少阴病，欲解时，从子至寅上（子丑寅，阳生之候也，阴得阳而邪自解）。

厥 阴 篇

少阴属水而主静，厥阴属木而主动，邪犯厥阴，热证则木火通明，真阴立槁，寒症则雷龙被逼，真阳陡飞，不比少阴根本虽摇，尚能引日也。故厥利二症，两篇所同，而但欲寐之与气撞心，不无动静之殊，缓急之别矣。

（一）厥阴之为病，消渴（饮水多而小便少也，水为热所消耗故尔，寒症则不渴，即渴亦不能消水），气上撞心，心中疼热（热症固然，寒症亦有，以寒逼火上冲故也），饥（脾胃火燥则饥）而不欲食，食则吐蛔（蛔，胃中虫也，吐蛔有胃寒证，详太阳廿六条，食则吐，不惟无益，且有损，故不欲，热症亦有吐蛔者，以火上据而不能食，蛔久饥，闻食香而上求食，因吐也。戴原礼①云，有人阳毒发黄，口疮咽痛，吐蛔，皆以冷剂取效）。下之利不止（寒证下之固不止，热证邪未入胃，下则胃虚邪注，邪不尽，亦不止也）。

此揭厥阴病证（三阴首条揭症，虽俱兼寒热说，而重在热边，盖本内经伤寒热病立论也。然内经止就传经热症言，仲景则兼直中立说，故挈症并举寒热耳，厥阴热症固热，而寒证亦不纯寒，以邪深入，必逼其真火上浮，下虽寒而上亦热也，或问少阴篇言阳浮，岂少阴无上热乎？曰：仲景原是三

---

① 戴原礼：指明代医家戴思恭，字原礼，号肃斋，师从朱丹溪，是明代著名的宫廷医家。著有《证治要诀》《证治要诀类方》《推求师意》以及校补《金匮钩玄》。

阴互发，非入少阴篇者便无与于厥阴也，如腹痛自利，太阴症也，而少阴厥阴篇亦言之，要之虽见于少厥篇，而此症自属之太阴也，胃实为阳明症，而三阴篇亦言之，要之虽见于三阴，而胃实自属阳明也，则厥阴之雷龙飞越，虽见于少阴篇，而此症自属厥阴矣，盖均一火也，静而藏则属肾，动而飞则属肝，界限自别也，不然，三阴各症，篇篇互见，可从而分其为太少厥哉）。

（二）伤寒脉促（阳脱越，故脉急促，王海藏①云，阴症危候，脉有一息，八至以上，或不可数，是促也），手足厥逆者，可灸之（常器之云，灸太冲穴）。

（三）诸四逆厥者，不可下之（寒厥固忌下，热厥而未入胃者，亦但当清而不可下），虚家亦然（此句以杂症言，虚人阳微，手足常冷），凡厥者，阴阳气不相顺接，便为厥（凡人阳中有阴，阴中有阳，是为接；阳居外，阴居内，为顺。以热厥言，阳反居内，阴反居外，是不顺也；阳自内热，阴自外寒，是不接也。以寒症言，阴寒之极，加于表之阳分，是不顺也；阳气不达于四支，是不接也。又手经三阳三阴相接于手，足经三阳三阴相接于足，厥逆则手足无阳，而不与阴接，阳不卫外而失温，是不顺也）。厥者，手足逆冷者②是也（寒厥则无阳而冷，热厥则阳内入而外亦冷，再详第二十六条）。

（四）手足厥寒，脉细欲绝者（此经寒而脏不寒之症），当归四逆汤主之。若其人内有久寒者，当归四逆加吴茱萸生姜汤主之（此阳虚而阴亦必不足，故加当归、芍药，即有久寒，亦但用吴茱萸、生姜，不用附子、干姜也。寒则凝结不通，故用桂枝、细辛、通草）。

（五）伤寒脉微而厥，至七八日肤冷（不但手足冷矣），其人

---

① 王海藏：即元代著名医家王好古，字进之，号海藏，赵州（今属河北赵县）人。在医理上，他主张温补脾肾，在针灸方面，注重原穴的临床应用，称"拔原法"。著有《阴证略例》《此事难知》《医垒元戎》《仲景详辨》《斑疹论》《伤寒辨惑论》等书。

② 者：原脱，据《伤寒论·卷第六·辨厥阴病脉证并治第十二》补。

躁，无暂安时者，此为藏厥（是脏寒极而厥），非蛔厥也。蛔厥者，其人当吐蛔，令病者静，而复时烦（烦有静时，不似脏厥之躁无暂安矣），此为藏寒（此句当在"脏厥"句下，明脏厥之为脏寒也，一说"为"当作"非"）。蛔上入其膈（蛔上求食也），故烦（蛔动则心烦闷），须臾复止（蛔伏则止，此释静而时烦之义），得食而呕，又烦者，蛔闻食臭出，其人当自吐蛔（此释吐蛔之义）。蛔厥者，乌梅丸主之（观每服止十丸，梧桐子大，可知此丸专为治虫之用，非治厥阴伤寒也，以其通治寒热之虫，故寒热并用，昧者不察，遂谓厥阴寒热夹杂谬矣。吐蛔须安蛔，切勿用甘草甜物，盖蛔得苦则安，酸则止，辛则伏，而得甘则动也），又主久利（以酸收也，寒利宜之）。

（六）伤寒六七日，脉微，手足厥冷，烦躁，灸厥阴，厥不还者，死（灸太冲，亦宜灸关元、气海）。

（七）病者手足厥冷，言我不结胸（阴邪不结阳位），小腹满，按之痛者，此冷结在膀胱关元也（关元在脐下三寸，足三阴任脉之会，膀胱所居也。小腹满囊缩，若见烦渴等热症，当用四逆散、承气汤。若见阴症，宜当归四逆加吴茱萸汤。又论中有少腹满，按之痛，小便自利者，是血结膀胱症，不利者，是水结膀胱症，手足热，小便赤涩者，是热结膀胱症，此云冷结膀胱，必小便数而白，不但手足厥冷也）。

（八）呕而脉弱（里寒上逆），小便复利（里寒之验），身有微热（格阳之征），见厥者难治，四逆汤主之。

（九）大汗出，热不去（邪未解也），内拘急，四支疼，又下利厥逆而恶寒者（外热虽未解，而阳已虚于里，中寒寔甚矣），四逆汤主之（温中散寒）。

（十）大汗，若大下利，而厥冷者，四逆汤主之。

（十一）伤寒本自寒下（寒症下利也，然详治法，乃下寒而上热者），医复吐下之（意吐可以升提下陷，故吐之，又可通因通用，故下之也。不知吐则上焦之热愈升，下焦之寒益甚，而成寒格矣），寒格（下寒格热于上也）更逆吐下（医吐下之已逆矣，因而吐下不止，为更逆），若饮食入口即吐（拒格甚矣），干姜黄连黄芩人参汤主之（上热下寒，故兼治之）。

（十二）下利，脉沉而迟，其人面少赤（戴阳也），身有微热（表阳尚存，故被寒郁，犹能发热，此句言表未解），下利清谷者①，必郁冒，汗出乃②解，病人必微厥（虚寒之人，表热一去，则全体皆寒，故必厥）。所以然者，其面戴阳，下虚故也。

（十三）下利清谷，里寒外热，汗出而厥者，通脉四逆汤主之（此互上条，然上条戴阳应于汤中加葱，解见少阴篇第十七条）。

（十四）下利，手足厥冷无脉者，灸之不温，若脉不还，反微喘者，死。

（十五）下利后脉绝，手足厥冷，晬时脉还，手足温者生，脉不还者死。

（十六）伤寒先厥，后发热而利者，必自止（先厥而利，寒也，发热则阳回，故利止），见厥复利。

（十七）伤寒六七日，不利，便发热而利，其人汗出不止者死，有阴无阳故也（寒中厥阴六七日，其厥必不免可知，然不利，则阳气未败，犹可支吾③。乃内外俱脱，其死必矣。发热为格阳，与上条“阳回”不同）。

（十八）下利清谷，不可攻表，汗出必胀满（阳外出，则内失运也）。

（十九）下利腹胀满，身体疼痛者，先温其里，乃攻其表。温里宜四逆汤，攻表宜桂枝汤。

---

① 者：原脱，据《伤寒论·卷第六·辨厥阴病脉证并治第十二》补。
② 乃：《伤寒论·卷第六·辨厥阴病脉证并治第十二》作“而”。
③ 支吾：亦作“支梧”，意为支撑、抵挡。

（二十）伤寒下利，日十余行，脉反实者，死（实者，弦硬而不柔缓，胃气绝也）。

（廿一）伤寒厥而心下悸者（句下当有"以饮水多"四字），宜先治水，当用茯苓甘草汤，却治其厥；不尔，水渍入胃，必作利也（汪苓山①谓此热症消渴饮水太多，因胃有积水，阳气不能四布，故用姜桂从治，又云"入胃"当作"入肠"说亦通）。

（廿二）伤寒四五日，腹中痛，转气下趋少腹者，此欲自利也（上条利之源，此条利之候，俱兼寒热症说）。

（廿三）伤寒大吐大下之，极虚，复极汗出者，以其人外气怫郁（面色红赤也，详《并病篇》），复与之水，以发其汗（阳外浮而怫郁，误以为表未解，又以为胃热燥涸之极，因与水以为汗地也），因得哕（干呕也）。所以然者，胃中寒冷故也。

（廿四）干呕，吐涎沫（阴寒上逆），头痛者，吴茱萸汤主之（下其逆气）。呕家有痈脓者，不可治呕，脓尽自愈。

（廿五）伤寒脉迟六七日（《金鉴》谓"六七日"下当有"厥而下利"四字），而反与黄芩汤彻②其热（若脉数，则厥利为热症，此汤宜矣），脉迟为寒，今与黄芩汤，复③除其热，腹中（即胃）应冷，当不能食，今反能食，此名除中，必死（除中，解见下第三十二条）。

此上各条，论寒证。

（廿六）伤寒一二日（病在太阳、阳明经时）至四五日（病在太

---

① 汪苓山：疑为汪苓友，下文中"热症消渴饮水太多……'入胃'当作'入肠'"语见于其著作《伤寒论辨证广注·卷之十·辨厥阴病脉证并治法》。汪苓友，即汪琥，字苓友，号青溪子，江苏长州人，清代医家，于伤寒学上颇有造诣，著有《伤寒论辨证广注》《痘疹广金镜录》等。

② 彻：撤除，撤去。

③ 复：原脱，据《伤寒论·卷第六·辨厥阴病脉证并治第十二》补。

阴、少阴经时）而厥者（"而"字是转症之辞，盖言此时而后厥也，则前此之但发热不厥可知。四五日热深而厥宜矣，一二日热浅亦厥何也？曰：太阳传厥阴，古人谓之首尾传，此必热势之骤而盛者耳），必发热（厥为热内入，然热乃阳邪，性本向外，岂能久郁于内不发乎？故断曰必也，传经热症固然，直中阴经亦尔。盖经虽受寒致厥，而脏腑之气亦必郁而发热也。若直中脏腑之厥，则纯阴无阳，有厥无热，非藉热药回阳，或格阳外出，断无发热之事矣）。前热者，后必厥（热不外散而内入，阳郁于里而不宣于四支，故厥。盖热在阳经则手足热，入太阴则温，少阴则逆而不温，厥阴则且冷矣。传经阳厥发热时支体皆热，厥时则支冷而身温，不若直中阴厥之身并冷也，然阴厥不甚者，亦未至身并冷，观第五条言肤冷为脏厥重症可见。阴厥冷过肘膝，阳厥不过，又阴厥爪甲带青，阳厥爪甲微红，故曰二厥须看指甲，又阳厥有时乍温，阴厥常冷）；厥深者，热亦深；厥微者，热亦微。厥应下之（第三条云不可下，此言可下，必热之已入于胃而可下也），而反发汗者，必口伤亦烂（厥阴脉循颊，环唇内）。

（廿七）伤寒五六日，不结胸（依《金鉴》作"不大便"为是），腹濡（胃非实）脉虚（血少）复厥者，不可下，此为亡血（亡血内燥，故不大便，大汗后产后久不大便皆然），下之则死（则可下者之必腹硬脉实可知）。

（廿八）伤寒脉滑（洪数之意）而厥者，里有热也，白虎汤主之（观此则热未入胃之厥，当清不当下矣。此条当入阳明，叔和以有厥症，因混入厥阴，不知阳明热极，未尝不厥也，然厥阴厥热在胃者有矣，故姑仍之）。

（廿九）伤寒病，厥五日，热亦五日，设六日当复厥，不厥者自愈。厥终不过五日，以热五日，故知自愈（热则邪还于表而不内入也，日数相当，见无偏胜意，勿泥。一说先厥后热，阴症也。阴症何能发热？以其人阳气尚能敌阴，故往复相胜耳。亦通）。

（三十）伤寒发热四日，厥反三日，复热四日，厥少热多，其病当愈。四日至七日热不除者，必便脓血（太过则热，逼经血下出）。

（三一）伤寒厥四日，热反三日，复厥五日，其病为进。寒多热少，阳气退，故为进也（退者缩入于里而不外出也，或云此为寒厥，故云阳退亦通。此与上二十九条，寒热皆可说，所以系此者，以类相次耳）。

（三二）伤寒始发热六日，厥反九日而利（热逼下利），凡厥利（兼寒热言），当不能食（寒症则胃冷而不能食，热症则胃阳由利下陷，亦胃弱而不能食也），今反能食者，恐为除中（中，胃阳也。胃阳下陷，胃弱本不能食，若阳竟下陷，则胃气消除，因而求食自救，凡人将死而反能食者，即此义也。然阳复则亦能食，未定其为除中否，故曰"恐为除中"）。食以索饼，不发热者（"不"字衍，或云"不发"谓不暴发也，然终必发，观下文自明），知胃气尚在，必愈（以发热知为阳复也），恐暴热来出（"出"即来，谓来而出，见于寸口也）而复去也。后二日脉之①（"脉之"下当有"而数"字），其热续在者，期之旦日夜半愈（又虑发热不久即去，为灯将灭而复明，是发热，非阳复之热也，然阳脱之热，其来必暴而旋即散去，今来既徐徐，而三日尚在，则非阳脱之热，而为邪还于表之热可知）。所以然者，本发热六日，厥反九日，复发热三日，并前六日，亦为九日，与厥相应，故期之旦日夜半愈。后三日脉之而脉数，其热不罢者，此为热气有余，必发痈脓也（又热三日，则太过矣。饼：面饼。"索"当作"素"）。

（三三）伤寒先厥后发热，下利必自止（此寒症解，见第十六条，与下文所言热症不合，疑为错简或先字衍也），而反（"反"字疑衍）汗出（热虽外解），咽中痛者（而复上攻），其喉为痹，发热无汗而

---

① 后二日脉之：《伤寒论·卷第六·辨厥阴病脉证并治第十二》作"后日脉之"。

利必自止（发热则邪还表而利止，不必定有汗），若不止，必便脓血（然无汗则热终不解，恐仍盛于里，利不止则津液竭，而血亦被逼也），便脓血者，其喉不痹（邪下行则不上干）。

（三四）下利，有微热而渴（热向外，复向上矣），脉弱者（热邪又衰），今①自愈（利自止也）。下利脉数而渴者，今②自愈（脉数而渴，热未解也，何以自愈？必有缺文）。设不差，必圊③脓血，以有热故也（以脉数热盛也）。下利脉数，有微热汗出（邪已解，脉必转弱矣），今④自愈。设复紧，为未解（数热脉、紧寒脉，此互上文，言过热不可而寒亦不可也，然何以复紧，岂重感风寒或寒剂太过耶？一说"紧"对"弱"言，"复紧"谓又复不弱也，亦通）。

（三五）伤寒，热少厥微⑤，指头寒（不过指头寒，则厥微热亦微矣），默默不欲食（厥阴脉夹胃），烦躁数日，小便利色白者，此热除也，欲得食，其病为愈。若厥而呕，胸胁烦满者，其后必便血（便血可用犀角地黄汤）。

（三六）伤寒发热，下利厥逆，躁不得卧者，死（虚阳躁扰欲脱）。

（三七）伤寒发热，下利至甚，厥不止者，死（厥利甚，虽不烦躁亦必死。下条厥虽久而利未甚，故不言死）。

（三八）发热而厥，七日下利者，为难治（已上三条，皆先发

---

① 今：原作"令"，据《伤寒论·卷第六·辨厥阴病脉证并治第十二》改。

② 今：原作"令"，据《伤寒论·卷第六·辨厥阴病脉证并治第十二》改。

③ 圊：原指厕所，此处名词作动词用，意为"上厕所"。

④ 今：原作"令"，据《伤寒论·卷第六·辨厥阴病脉证并治第十二》改。

⑤ 厥微：《伤寒论·卷第六·辨厥阴病脉证并治第十二》作"微厥"。

热后乃厥利，故属阳症，然作阴症看亦得）。

（三九）下利①，寸脉反浮数（邪还表且上行），尺中脉涩者，必圊脓血（邪不下陷，尺脉应和，今涩，知阴已伤而便血也）。

（四十）下利，脉沉弦者（脾胃伤，则脉失其和缓而强硬），下重也（即痢症之后重）；脉大者为未止；脉微弱数者，为欲自止，虽发热，不死（痢恶发热，盖里热炽盛而达于表者死，故脉大发热为重症。今脉微，弱即兼数亦不甚，则发热乃系邪还于表，故不死也）。

（四一）热利下重者，白头翁汤主之（互上条）。

（四二）下利欲饮水者（热利夺液，故渴），以有热故②也，白头翁汤主之。

（四三）下利谵语者，有燥屎也，宜小承气汤（按其脐腹必痛）。

（四四）下利后更烦，按之心下濡者，为虚烦也，宜栀子豉汤（吐其上浮之余热，若不濡而痞硬，则为实烦，当用泻心汤矣）。

（四五）伤寒六七日，大下后，寸脉（因尺脉不至，故独言寸脉）沉（阳陷阴中）而迟（"迟"当作"涩"，血涸也，观下方可知），手足厥逆（热入于内故厥，亦由下寒），下部脉不至（阴分亦竭，由泄利不止也），咽喉不利，唾脓血（热逼上焦），泄利不止者（由硝黄之寒所伤也），为难治（寒热夹杂也），麻黄升麻汤主之（升麻以升清润之品于上焦，又所以升下陷之阳也，未汗则表未解，故用麻桂，但陷入之热多于表，而脉沉支厥唾脓血，故凉药独多）。

---

① 下利：原作"利下"，据《伤寒论·卷第六·辨厥阴病脉证并治第十二》改。

② 故：原脱，据《伤寒论·卷第六·辨厥阴病脉证并治第十二》补。

（四六）伤寒哕（厥阴脉抵少腹，夹胃，上颃颡[1]，哕呃逆气，从少腹起，由胃上出咽颡也）而腹满，视其前后（前后大小便也）知何部不利，利之则愈（此因二便不通，下焦气闭，时或上冲而哕，利之则气通而自止）。

（四七）厥阴病，渴[2]欲饮水者，少少与之，愈（少与以解热，多则水停为患，"愈"字疑衍）。

此上各条论热证。

（四八）厥阴中风，脉微浮为欲愈，不浮为未愈（详少阴第四十三条）。

（四九）呕而发热者，小柴胡汤主之（邪传少阳经矣）。

此二条论经病。

（五十）厥阴病，欲解时，从丑至卯上（丑寅卯，厥阴旺时）。

① 颃颡（háng sǎng）：指咽喉。出自《灵枢·经脉》："肝足厥阴之脉……夹胃属肝络胆，上贯膈，布胁肋，循喉咙之后，上入颃颡。"

② 渴：原脱，据《伤寒论·卷第六·辨厥阴病脉证并治第十二》补。

卷六

汗吐下可不可篇

夫以为疾病至急，仓卒寻求按要者难得，故重集诸可与不可与方治，比之三阴三阳篇中，此易见也，又时有不止是三阴三阳，出在诸可与不可与中也（此二句犹言六经篇所未言者，出在此可与不可与篇也）。

不可汗

脉濡（浮而无力）而弱（沉而无力），弱反在关，濡反在巅（《金鉴》：巅，浮分也。二句言关脉沉弱而浮濡。一说巅即下文所谓在上，合下二句，言关弱寸微濡尺涩也），微反在上（寸也），涩反在下（尺也，关，胃气所主，不应濡弱而濡弱，故曰"反"。寸，阳部也，不应微，尺主血，不应涩，故亦曰"反"）。微则阳气不足，涩则无血，阳气反微，中风汗出而反躁烦（阳微不应躁烦，以阴虚故烦躁），涩则无血，厥而且寒（阴虚应内热，以无阳故寒厥），阳微发汗，躁不得眠（此及下条绝无一语照顾"濡弱"二字，必有脱误）。

脉濡而弱，弱反在关，濡反在巅，弦反在上（寸也，弦为木邪，寸见弦，少阳火上升也。濡与弦相反，岂得并见？窃疑首三句乃衍文），微反在下（尺微为肾寒）。弦为阳运（眩运），微为阴寒，上实（有痰）下虚，意欲得温，微弦为虚，不可发汗，发汗则寒栗不能自还（还，复温也）。

诸脉得数，动微弱者（数动而兼微弱，则津液少），不可发汗。发汗则大便难，腹中干，胃躁而烦，其形相像，根本异源（言脉之动数似实热，便难亦像胃实，究其根本，实系微弱，虚实自异耳）。

厥，脉紧（则内寒矣），不可发汗。发汗则声乱（神脱则郑声），咽嘶舌萎，声不得前（气微也）。

动气在右（右，脐右，主肺。动气，筑筑然跳动也。肺气素虚故浮动），不可发汗。发汗则衄（肺气虚则心火乘之，发汗则火愈炽，逼血于上）而渴，心苦烦，饮即吐水（肺失治节，不能通调水道，故饮水即吐）。

动气在左（肝气），不可发汗。发汗则头眩（肝气上冒），汗不止（肝气疏泄），筋惕肉瞤（筋络失养）。

动气在上（心气），不可发汗。发汗则气上冲（心气虚而肾寒上凌也），正在心端。

动气在下（肾气），不可发汗。发汗则无汗（肾水虚竭），心中大烦（无水，火得肆也），骨节苦疼（肾主骨，无所滋养，故疼），目运（肝气亦动）恶寒，食则反吐，谷不得前（脾胃干燥，不能纳食）。

咽中闭塞（少阴上通于咽，阴火上干则痰气塞窒），不可发汗。发汗则吐血（阴经无汗，强逼之则动其血），气欲绝①，手足厥冷，欲得蜷卧，不能自温（阴亡阳亦随亡矣）。

咳者则剧（承上诸虚症诸虚脉而言，若兼见咳则剧也，所谓内伤见咳嗽为重），数吐涎沫，咽中必干，小便不利（上干下涸），心中饥烦（阴虚内热），晬时而发，其形似疟，有寒无热，虚则寒栗②（阳亦并虚），咳而发汗，蜷而苦满，腹中复坚（若以为感寒之咳而发汗，则表阳虚而蜷卧，里阳虚不运而满，且阴凝而坚矣）。

咳而小便利，若失小便者（便之利，如不知而遗失一般，此金寒于上，不能摄水之症，亦肾阳虚而膀胱之气不固也），不可发汗，汗出则

---

① 气欲绝：《伤寒论·卷第七·辨不可发汗病脉证并治第十五》作"气微绝"。

② 虚则寒栗：《伤寒论·卷第七·辨不可发汗病脉证并治第十五》作"虚而寒栗"。

四支厥逆冷（阳益亡也）。诸逆发汗（谓发汗之逆于理者），病微者难差，剧者言乱（阳脱见鬼意），目眩者死（阴脱目盲意），命将难全。

伤寒头痛，翕翕发热，形像中风，常微汗出。自呕者，下之益烦（热入于内），心中懊憹如饥（如饥而不能食，以下之则胃虚，故饥，热入胃满，故又不饥也），发汗（液亡）则致痉（筋脉失养），身强难以屈伸，薰之则发黄（火逼则血溢，液蒸于外），不得小便，灸则发咳唾（火气上攻）。

可汗

大法，春夏宜发汗（春夏阳气出表，故宜汗，然不必泥）。

凡发汗，欲令手足俱周，时出似漐漐然，一时间许益佳，不可令如水淋漓。若病不解，当重发汗，汗多者①必亡阳，阳虚不得重发汗也。

凡服汤发汗，中病即止，不必尽剂。

凡云可发汗，无汤者丸散亦可用，要以汗出为解，然不如汤随症良验。

夫病脉浮大，问病者，言但便硬耳。设利者，为大逆（邪内陷也）。硬为实（内不虚也，则足以托邪），汗出而解，何以故？脉浮当以汗解。下利后，身疼痛，清便自调者（无里症可知），急当救表，宜桂枝汤发汗（详见太阳篇第百十七条）。

汗后证治

发汗多，亡阳（亡津液也）谵语者，不可下（此津枯致燥之谵语，非热盛内实之谵语，故不可下），与柴胡桂枝汤（审非实结，故但从和解，加桂枝者，必太阳之邪尚在耳），和其营卫（表解则营卫和），以

---

① 者：原脱，据《伤寒论·卷第七·辨可发汗病脉证并治第十六》补。

通津液（热清则津液不复燥结），后自愈。

不可吐

本篇凡四证，已具太阳篇中。

可吐

大法，春宜吐（春气上升，吐易出，然勿泥）。

凡吐用汤，中病则止，不必尽剂也。

病胸上诸实（或痰或食或热或寒之类），胸中郁郁而痛，不能食，欲使人按之（气滞不舒之故），而反有涎唾（得按而上溢，则内有停饮可知），下利日十余行，其脉反迟，寸口脉微滑（利多则气弱，故脉迟，然邪在上，故虽利不去，脉虽迟，而仍微带滑也），此可吐之。吐之利即止。

宿食在上脘者，当吐之（痛在胸膈，自欲吐者是，若在心下为中脘，欲吐欲不吐，则或吐或下之，若在脐上为下脘，自不欲吐，则当下）。

病人手足厥冷，脉乍结，以客气在胸中，心下满而烦，欲食不能食者，病在胸中，当吐之（乍结，不同于气血虚衰不能流行之常结，乃邪阻而暂结耳，邪阻气不外达，故支厥，心下满，气不舒畅，故烦）。

不可下

脉濡而弱，弱反在关，濡反在巅，微反在上，涩反在下。微则阳气不足，涩则无血，阳气反微，中风汗出而反躁烦；涩则无血，厥而且寒。阳微则①不可下，下之则心下痞硬（解见本篇第一条）。

脉濡而弱，弱反在关，濡反在巅，弦反在上，微反在下。

---

① 则：原脱，据《伤寒论·卷第九·辨不可下病脉证并治第二十》补。

弦为阳运，微为阴寒，上实下虚，意欲得温。微弦为虚，虚者不可下也（解见本篇第二条）。

脉濡而弱，弱反在关，濡反在巅，浮反在上，数反在下（数则六脉皆数，无尺独数之理，"数"当作"涩"为是）。浮为阳虚，数为无血，浮为虚，数为①热，浮为虚（四句当是衍文），自汗出而恶寒；数为痛（血虚者身必痛），振寒而栗（句承"恶寒"来，言不特恶寒，且振栗也，以气血兼虚之故）。微弱在关，胸下为急（中气虚故喘急），喘汗而不得呼吸，呼吸之中，痛在于胁，振寒相搏，形如疟状（此五句总承上文），医反下之，故令脉数（观此句是"数"因下致，可知上文"数"字之误），发热，狂走见鬼（脉数发热，虚阳浮动也。狂走见鬼，阳欲脱也），心下为痞（阳虚不运也），小便淋漓（阳虚不摄，从气脱也），小腹②甚硬，小便则尿血也（气不摄血，血脱壅塞小腹，故硬。尿血，从血脱也）。

脉濡而紧（浮濡而沉紧也，然濡紧相反，无并见之理）。濡则卫气微，紧则营中寒，阳微卫中风，发热而恶寒。营紧胃气冷，微呕心内烦，医谓有大热，解肌而发汗。亡阳虚烦躁，心下苦痞坚（无阳以运），表里俱虚竭，卒起而头眩。客热在皮肤，怅怏③不得眠，不知胃气冷，紧寒在关元。技巧无所施，汲水灌其身，客热因④时罢，栗栗而振寒。重被而覆之，汗出而冒巅（当作"颠仆"之"颠"），体惕而又振，小便为微难。寒气因水发，清谷不容闲（下利不止也），呕变（呕出之物味变）反肠出（脱肛），颠倒不得安。手足为微逆，身冷而内烦，迟欲从后救，安可复追还？

---

① 为：《伤寒论·卷第九·辨不可下病脉证并治第二十》作"生"。
② 小腹：《伤寒论·卷第九·辨不可下病脉证并治第二十》作"少腹"。
③ 怅怏：指惆怅不乐。
④ 因：《伤寒论·卷第九·辨不可下病脉证并治第二十》作"应"。

脉浮而大，浮（当作大）为气实，大（当作浮）为血虚，血虚为无阴，孤阳（血虚则内之所余者，孤阳之热气耳）独下阴部者，小便当赤而难，胞中当虚（小水被热耗当虚）。今反小便利（内阳从下泄）而大汗出（又从外散），法应卫家当微，今反更实，津液四射（外泄之猛，津液并出，有似乎实），营竭血尽，干烦而不得眠，血薄肉消而成暴液（汗液之出甚暴，即上所云"四射"也），医复以毒药攻其胃，此为重虚，客阳去有期，必下如污泥而死（败血之类）。

伤寒，脉阴阳俱紧，恶寒发热（太阳表证也）则脉欲厥。厥者，脉初来大，渐渐小，更来渐渐大，是其候也（若系寒证，微阳为外寒所逼，渐缩渐退，久之又复，故脉亦应之；若系热症，则亦如之，若热厥之手足乍冷乍温是也）。如此者，恶寒甚者（是内寒症），翕翕汗出（阳微则不能外卫故也），喉中痛（内寒逼虚热上浮，此少阴寒厥）；若热多者（是热证），目赤脉多，睛不慧（此阳明热厥）。医复发之，咽中则①伤（生疮也，虚火上炎）；若复下之，则两目闭（寒证则微阳被夺，不上开于目；热证则阴脱而目盲）。寒多者便清谷，热多者便脓血。若熏之，则身发黄；若熨之，则咽燥。若小便利者，可救②之；小便难者，为危殆（阴气已竭）。

伤寒发热（表热矣），口中勃勃气出（内亦热矣），头痛目黄，衄不可制，贪水者必呕（水与热搏故），恶水者厥（此句以寒证言）。若下之，咽中生疮（表热陷入上逆）。假令手足温者（其热本盛可知），必下重，便脓血（下之热内陷下迫，此承首二句来）。头痛目黄者（不言"衄不可制"，省文也），若下之，则两目闭（血与液并枯，隐涩难开）。

---

① 则：原作"有"，据《伤寒论·卷第九·辨不可下病脉证并治第二十》改。

② 救：原作"灸"，据《伤寒论·卷第九·辨不可下病脉证并治第二十》改。

贪水者，若下之，其脉必厥（“贪”当作“恶”），其声嘤（微细也），咽喉塞（阴凝于上）；若发汗，则战栗，阴阳俱虚。恶水者（三字衍），若下之，则里冷不嗜食，大便完谷出；若发汗（句上当有“贪水者”三字），则口中伤（口疮），舌上白胎，烦躁。脉数实，不大便六七日，后必便血；若发汗（三字衍），则小便自利也（贪水属血热，发汗阴益伤，故口疮舌胎等燥涸之证兼见，“自利”当作“不利”）。

微（脉微阳虚）则为咳（寒咳），咳则吐涎（是寒饮，非热痰），下之则咳止，而利因不休。利不休，则胸中如虫啮（浊阴窒塞胸中，阻碍气道，故如虫咬，隐隐觉痛之意，或云此即蛔证），粥入则出，小便不利（中焦痞塞不运，故上格下关），两胁拘急（肝寒），喘息为难，颈背相引（强痛），臂则不仁（麻木弦硬）。极寒反出汗，身冷若水①（阳亡矣），眼睛不慧，语言不休（神乱矣），而谷食多入（前粥入则出，而今反能食），此为除中，口虽欲言，舌不得前（寒则舌本筋脉亦强硬不运）。

脉数者，久数不止，止（“止”上当有“不”字）则邪结（一说：止谓歇至，数而止，促脉也），正气不能复（壮火食气也），正气却结于脏，故邪气浮之，与皮毛相得②（言邪气从内而浮外也）。脉数者，不可下，下之必烦，利不止（此明邪在藏不在胃，亦不宜下也）。

脉浮大，应发汗，医反下之，此为大逆。

动气在右（肺虚），不可下，下之则津液内竭（肺气不化也），咽燥鼻干，头眩心悸也（肺金失其清肃下行之权，故浊火上升）。

动气在左（肝虚），不可下，下之则腹内拘急（肝气益寒，筋脉

---

① 身冷若水：《伤寒论·卷第九·辨不可下病脉证并治第二十》作"身冷若冰"。

② 正气却结于脏……与皮毛相得：原作"邪气却结于脏，故邪气之与皮毛相得"，据《伤寒论·卷第九·辨不可下病脉证并治第二十》改。

拘急），食不下（木病妨土），动气更剧，虽有身热，卧则欲蜷。

动气在上（心虚），不可下，下之则掌握热（犹云掌心热）烦，身上浮冷（句疑衍），热汗自泄（心血虚，心火浮越），欲得水自灌。

动气在下（肾虚），不可下，下之则腹胀满（命门火虚，无以生土，脾不运），卒起头眩（下虚火上冲），食则下清谷，心下痞也。

咽中闭塞者（肾寒，气不上通也），不可下，下之则上轻下重（当是上重下轻），水浆不下，卧则欲蜷，身急痛，下利日数十行。

诸外实者，不可下（有表邪也），下之则发微热（热内陷，故外热微），亡脉厥者（阳内陷已深，故手足厥冷无脉），当脐握热（握，团结不散之意）。

诸虚者，不可下，下之则大渴。求水者易愈，恶水者剧（诸虚者，阴精阳液并虚也，故下之则大渴。求水者，阴虽亡而阳尤存，恶水者，则并阳亦亡，故有愈剧之分）。

太阳病，外证未解不可下，下之为逆。

病欲吐者（邪在上焦），不可下。呕多（邪在少阳），虽有阳明证，不可攻之。

夫病阳多者热，下之则硬（热多尚属表症，下之则引热内陷，津液被耗而便因硬也）。无阳阴强，大便硬者，下之必清谷腹满（无阳阴强，阴结病也）。

伤寒发热头痛，微汗出（此下当有"不恶寒"三字，盖温病或阳明症也），发汗则不识人（热甚神昏也）；熏之则喘（火气上壅也），不得小便，心腹满；下之则短气（气伤），小便难（液伤），头痛背强；加温针则衄（添温病条）。

下利脉大者，虚也，以其强下之故也。设脉浮革，因而[1]

---

① 而：原作"两"，据《伤寒论·卷第九·辨不可下病脉证并治第二十》改。

肠鸣者，属当归四逆汤（脉大者虚，即浮革之谓，此不当下。若强下之，则中益虚寒而下利不止矣。夫虚寒，但肠鸣，未必即下利也，其下利则以强下之故也，因言设今后遇此，便当以当归四逆治之）。

可下

大法，秋宜下（秋气降敛，故宜下也，勿泥）。

凡服下药，用汤胜丸①，中病即止，不必尽剂。

下利三部脉皆平（正不伤可知），按之心下硬者（邪实可知），急下之，宜大承气汤。

下利，脉迟而滑者，内实也，利未欲止，当下之，宜大承气汤（滑为宿食痰饮之停阻，气阻故迟，非虚寒之迟）。

问曰：人病有宿食者，何以别之？师曰：寸口脉浮而大，按之反涩，尺中亦微（当作"大"）而涩，故知有宿食，当下之，宜大承气汤（上条以滑为宿食，此以涩为宿食，盖食停而痰生则滑，食停而气阻则涩也，寸尺该关在内）。

下利，不欲食者（伤食恶食，故不欲食，与不能食者自别），以有宿食故也，当下之，宜大承气汤。

下利差后，至其年月日时复发者，以病不尽故也，当下之，宜大承气汤。

下利，脉反滑，当有所去，下之乃愈，宜大承气汤。

病腹中满痛者，此为实也，当下之，宜大承气汤、大柴胡汤②。

---

① 凡服下药，用汤胜丸：《伤寒论·卷第九·辨可下病脉证并治第二十一》作"凡可下者，用汤胜丸散"。

② 大柴胡汤：原脱，据《伤寒论·卷第九·辨可下病脉证并治第二十一》补。

伤寒后脉沉，沉者，内实也，下解之①，宜大柴胡汤（上言承气，此言大柴胡，互文以听，择用也）。

脉双弦（两手俱弦也）而迟（弦迟为痰饮之停阻）者，必心下硬（《金鉴》谓此肝邪夹寒饮伤胃，生姜泻心汤症也，不可下）；脉大而紧者，阳中有阴也（阴实邪，有形之物也，即痰饮之类，曰阳中阴者，明其为大而紧，乃阳症中之实邪，可下者也），可以下之，宜大承气汤（按：弦紧迟大，若浮而虚则为革脉，沉而实，则为劳脉，均无可下之理，纵处不得不下之势，亦当用热药下之，岂可用大承气？此必有脱误耳）。

差后劳复

大病差后劳复者，枳实栀子豉汤主之。若有宿食者，加大黄如博棋子②大五六枚（喻嘉言曰：劳复乃起居作劳，复生余热之病，方注作女劳复，大谬。女劳复者，自犯伤寒后之大戒，多死少生，岂有反用上涌下泄之理耶？《太阳篇》下后身热，或汗吐下后虚烦无奈，用本汤之苦，以吐彻其邪，此条用之，非取吐法也，乃用苦以发其微汗，正《内经》"火淫所胜，以苦发之"之义。观方中用清浆水七升，空煮四升，然后入药同煮，全是欲其水之熟而趋下，不至上涌耳，所以又云覆令微似汗，精микро。按：热自内发，已经浮越，故汗以散之，非有表邪也，煮水正取其久于上沸，资其气以发汗，不令下趋耳，吐不吐在指探与否，不关水也）。

伤寒差已后，更发热者（余邪未尽也），小柴胡汤主之（邪留于半表半里也）。脉浮者，以汗解之（邪留于表也），脉沉实者，以下解之（邪留于里也）。

大病差后，从腰以下有水气者，牡蛎泽泻散主之（喻嘉言曰：腰以下有水气者，水渍为肿也。《金匮》曰腰以下肿当利小便，此定法也。乃

---

① 下解之：《伤寒论·卷第九·辨可下病脉证并治第二十一》作"下之解"。

② 博棋子：指围棋子。

大病后，脾虚不运，以致水停泛溢，用牡蛎泽泻散峻攻，何反不顾其虚耶？正因水势未犯身半以上，急驱其水，所全甚大。设用轻剂，则阴水必袭入阳界，驱之无及，可见活人之事，迂疏辈必不能动中机宜，庸工遇大病后，悉行温补，自以为善，孰知其为鲁莽灭裂①哉。按：热病差后，多有遗热，温补使其复炽，热壅气滞，多成水肿之证，不可不知。此汤终不可轻用，勿泥喻说也）。

大病差后喜唾，久不了了者，胃上有寒（寒症差后胃阳虚，津液不运，多见此），当以丸药温之，宜理中丸。

伤寒解后，虚羸少气（热伤气也），气逆欲吐者（余热不清，夹饮上逆），竹叶石膏汤主之（以益虚清热而散逆气也）。

病人脉已解，而日暮微烦（日暮，则胃阳愈弱故也），以病新差，人强与谷，脾胃气尚弱，不能消谷，故令微烦，损谷则愈（喻嘉言曰，病后精气久耗，岂惟不能胜药？并不能胜谷，故损谷则愈，而用药当思减损可知矣）。

阴阳易病

伤寒阴阳易之为病，其人身体重，少气（热伤气也，气困而体重），少腹里急，或引阴中拘挛（邪内攻也），热上冲胸，头重不欲举，眼中生花（热上攻也），膝胫拘急者（热伤经脉也），烧裈散主之（喻嘉言云：病伤寒之人，热毒藏于气血中者，渐从表里解散，惟热毒藏于精髓中者，无繇②发泄，故差后与不病之体交接，男病传不病之女，女病传不病之男，所以名为阴阳易，即交易之义也，烧裈裆为散者，以其人平昔所出之败浊，同气相求，服之小便得利，阴头微肿，阴毒仍从阴窍出耳）。

---

① 灭裂：此处意为"草率"。
② 繇：通"由"，办法。《南都大略》云："自以江南天堑，飞渡无繇。"

痉湿暍篇

伤寒所致太阳病（对下痉湿暍之太阳病言）痉湿暍，三种宜应别论（言伤寒太阳病，与三种太阳病不同，此三种应别论也。六经之邪皆先犯太阳，故太阳病不止一途），以为与伤寒相似，故此见之（曰相似则不同可知。中暍与伤寒，冬夏异时，寒热异气，自不相混，若痉湿二种，有不因伤寒而发者，亦有因伤寒而发者，宜细与分别，但症见痉湿，则虽因伤寒，亦不得纯用伤寒治法矣）。

痉

（痉病在筋，多由火燥血枯，筋脉失荣所致，云属于风者，风即火耳，微则抽掣，甚则反张，小儿多有之，以小儿纯阳，不足于阴也，亦有由于寒湿，寒则抽引，湿渍则寒侵也，详《医碥》。）

病身热（火盛则身必热）足寒（上盛则下虚），颈项强急（筋拘急也），恶寒（火欲外达，恶寒遏闭，然亦有不恶寒者，观下条可见），时头热面赤，目脉赤（皆火上盛之故，然此数症，皆伤寒所有，不独痉也），独头面摇，卒口噤①（筋拘急，则头面口舌之筋络并抽掣），背反张者（病在太阳，筋脉抽掣，甚则如弓之反张），痉病也（三者惟痉有之。按：痉不独太阳，《明理》② 论云：《金匮》曰痉病胸满口禁，卧不着席，脚挛急，必齘齿，与大承气汤，此属阳明者也，但阳明经行身之前，无反张之症。《此事难知》③ 云头低视下，手足牵引，肘膝相构，阳明痉也，往来寒热，或左右一目牵斜，或左右一手搐搦，脉弦者，少阳痉也，详《医碥·痉门》）。

---

① 噤：原作"禁"，据《伤寒论·卷第二·辨痉湿暍脉证第四》改，意为"闭口不说话"。

② 明理：指《伤寒明理论》，是宋金时期著名的医学家成无己编撰的中医伤寒病著作。

③ 此事难知：元代医家王好古所撰，对伤寒六经论述尤详，现存多种刻本。

太阳病，发热（以发热而名之曰太阳病，然未定其为伤寒所致之太阳，抑痉症所致之太阳），脉沉而细者，名曰痉（沉细者，沉取则细也，沉为阴分，细而兼数，则为阴血枯竭，发热脉细，少阴病亦然，未便断为痉，以显上节之症耳，凡人发热，脉必浮洪，当于浮洪中，察其沉分之细否，而顾虑其血液之枯竭可也，若细而兼迟缓，则为湿凝于内，而发热为寒郁于内矣）。太阳病，发汗太多，因致痉（亡液则筋失养也，亡血亦然）。太阳病，发热无汗，反（"反"字疑衍）恶寒者（伤寒症也），名曰刚痉。太阳病，发热汗出，不恶寒者（温病也），名曰柔痉（痉病有由伤寒或温病致者，有自致者，刚者寒症而收引者也，柔者热症而干缩者也）。

湿

（详《医碥·湿门》。）

太阳病（发热也，阳被湿郁，故热），关节疼痛而烦（湿滞之故），脉沉而细者，此名湿痹（着而不行也），湿痹之候，其人小便不利（湿无从泄），大便反快（湿盛不得从水道去，故反从谷道去，湿家多泄，往往如此），但当利其小便（此症湿邪内盛）。

湿家之为病，一身尽疼，发热，身色如似薰黄（黄而晦暗也。此症湿邪外发）。

湿家，其人但头汗出（内阳被湿郁闭，不得外越，故上蒸为汗，但从头出也），背强（经络为湿所滞），欲得被覆向火（湿盛生寒），若下之早则哕。胸满（湿热之气为下药之寒所遏，故上冲而哕，不运而满），小便不利，舌上如胎者（似胎非胎，湿气之浸渍所成也），以丹田有热，胸中有寒（当是丹田有寒，胸中有热，以湿上蒸而热也），渴欲得水而不能饮（上热而下实寒之故），口燥烦也①。

---

① 口燥烦也：原作"则口燥烦也"，据《伤寒论·卷第二·辨痉湿暍脉证第四》及文意改。

湿家下之，额上汗出，微喘（上脱也），小便利者死，若下利不止者亦死（下脱也，头汗出，原以小便利为不死，盖气尚下行，则不上脱可知，此小便利，当是遗失之意，非通利之谓）。

问曰：风湿相搏，一身尽疼痛，法当汗出而解。值天阴雨不止（此医所以大发其汗也），医云此可发汗，汗之病不愈者，何也？答曰：发其汗，汗大出者，但风气去，湿气在，是故不愈也。若治风湿者，发其汗，但微微似欲出汗者，风湿俱去也（汗大出而湿不去者，以汗太骤反不透也，观暴雨不入土可知，桂枝汤注云不可令如水淋漓，亦此意）。

病者一身尽疼，发热，日晡所剧者，此名风湿。此病伤于①汗出当风，或久伤取冷所致（湿热外蒸，为寒所闭，故发热而疼，日晡所剧者，则湿在肌肉间，属午未土也。此与阳明篇日晡发热不同，盖彼日晡乃热，此则无时不热，特日晡甚耳）。

湿家，病身上（身上，身之上截也）疼痛，发热，面黄而喘，头痛鼻塞而烦，其脉大，自能饮食，腹中和无病，病在头中寒湿，故鼻塞，内药鼻中则愈（用一物瓜蒂散搐鼻中，出黄水则愈）。

暍

（详《医碥·暑门》。）

太阳中热者（外中暑热之气），暍是也。其人汗出恶寒（腠疏故恶），身热而渴②也。

太阳中暍者，发热恶寒，身重而疼痛（热伤气不运使然，又夏天湿热二气交蒸，热动其湿故也），其脉弦细芤迟（弦细芤迟，只当虚字看，不必泥），小便已，洒洒然毛耸（热伤气虚，小便气下泄，则益虚故

---

① 于：原作"小"，据《伤寒论·卷第二·辨痉湿暍脉证第四》改。
② 渴：原作"暍"，据《伤寒论·卷第二·辨痉湿暍脉证第四》改。

也），手足逆冷（气虚阳不布也），小有劳，身即热（阳性一动即热），口开（热气欲从口出），前板齿燥。若发汗则恶寒甚（阳益泄，外益虚）；加温针则发热甚（热恶火助）；数下之则淋甚（热已伤津而复下以亡液，则小水告匮矣。此症不惟热病伤阴，亦且壮火食气，阴阳两虚，法宜益气生津清热，乃是白虎人参或参汤调益元散）。

太阳中暍者，身热疼重而脉微弱，此以夏月伤冷水，水行皮中所致也（此中暍而兼伤湿者）。

霍　乱

（详《医碥·本门》。）

问曰：病有霍乱者，何？答曰：呕吐而利，是名霍乱（程郊倩曰：凡病至而能奠安治定者，全藉中焦脾胃之气为主，今则邪犯中焦，卒然而起，致令脾胃失其主持，一任邪之挥霍，呕吐下利，从其治处而扰乱之，是名霍乱，无论受寒中暑及夹饮食之邪，皆属中气乖张，变治为乱之象）。

问曰：病发热头痛，身疼恶寒（兼外感者先有此，若因霍乱所致，则在吐利之后，盖吐利则阴虚，阳浮冒而发热头痛，邪阻气闭而身疼，阳虚失卫而恶寒也）吐利者，此属何病？曰：此名霍乱。霍乱自吐下（"自"之为言，不必由外感也），又利止，复更发热也。

伤寒，其脉微涩者，本是霍乱（脉微涩，何云霍乱？盖有吐利之症也），今是伤寒（言脉微涩而吐利，本是霍乱，今则审察辨别，知其症是伤寒而非霍乱也），却四五日至阴经，上转入阴，必利（太阴必自利也），本呕（邪在阴经时多呕）下利者，不可治也（呕利类乎霍乱，不知霍乱之吐利发于陡然，不似伤寒之先见表证数日，乃见吐利，故不可以霍乱之治治之也）。欲似大便，而反失气，仍不利者，此属阳明也（此因上阴经之利而言，若不利则属阳明也），便必硬，十三日愈。所以然者，经尽故也（此三句本《内经·热病论》，然不必泥，或曰此错简，当在"不可治也"句下）。

下利后，当便硬（此承上条。便硬属阳明，而细辨之，言阳明初亦有利者，一利后即硬，不似阴经之利不止也），硬而能食者愈（胃热而后便硬，能食，则胃气已和而不䐜①胀可知，故愈）。今反不能食，到后经中，颇能食，复过一经能食（言始不能食，渐乃能食也），过之一日当愈（若病止属阳明，则胃气即复，自当愈矣），不愈者，不属阳明也（则病在他经矣，盖胃气虽和，而他经之邪自留也。到后经，复过一经，尤云再过一日两日耳。已上二条与霍乱无涉，当是错简）。

霍乱，头痛发热，身疼痛，热多欲饮水者，五苓散主之；寒多不用水者，理中丸主之。

恶寒脉微而复利，利止亡血也（即亡液），四逆加人参汤主之（回阳为急，《金匮》谓亡血不应用热剂，"利止"当作"不止"，"亡血"当作"亡阳"）。

吐利止而身痛不休者（寒邪滞于表），当消息和解其外，宜桂枝汤小和之（此夹外感者，一云桂枝汤少少服之，则但和营卫而不发汗，盖病后血液虚，不运，故身痛与此和之耳）。

吐利汗出，发热恶寒，四肢拘急，手足厥冷者，四逆汤主之。

既吐且利，小便复利而大汗出，下利清谷，内寒外热，脉微欲绝者，四逆汤主之。

吐已下断（止也），汗出而厥，四肢拘急不解，脉微欲绝者，通脉四逆加猪胆汁汤主之。

吐利发汗，脉平小烦者，以新虚不能胜谷气也（注：见劳复末条，小烦，谓食后微烦也）。

---

① 䐜：胀起，胀大。

温　病

太阳病，发热而渴（内外俱热），不恶寒者为温病（说附王叔和序例后，此症大青龙及河间水解散可酌用，详《医碥》）。若发汗已，身灼热者，名曰风温（表里俱热而误用辛热发汗，则热益炽，火气之鼓荡如风，故曰风温），风温为病[1]，脉阴阳（即尺寸）俱浮（浮，洪盛之意），自汗出（火蒸而出，伤寒烦热，汗出则解，温症误汗，热闷转增），身重（热伤气，无气以动，故重，此在自汗后得之，故非湿症之身重），多眠睡，息必鼾，语言难出（热盛伤气，气滞神昏也）。若被下者，小便不利（或云"小便不利"句当在"若被下"句上），直视失溲（水亏营竭，肾气不藏也），若被火者，微发黄色（脾阴不守，土气外见），剧则如惊痫（静则神藏，躁则消亡，热极生风也），时瘛疭（血不能养筋也），若火熏之。一逆尚引日，再逆促命期（程郊倩云：温病，大都其人平日阴虚液少，故才感温热之气便病，经所谓冬不藏精，春必病温，然尤是阳盛使然，若阳气并虚，发不能发，则骨蒸劳热等症之源头也）。

辨　脉　法

问曰：脉有阴阳，何谓也？

答曰：凡脉大、浮、数、动、滑，此名阳脉也；脉沉、涩、弱、弦、微，此名阴脉也。凡阴病见阳脉者生，阳病见阴脉者死。

问曰：脉有阳结、阴结者，何以别之？

答曰：其脉浮而数，能食，不大便者，此为实，名曰阳结也，期十七日当剧（日数疑误，乌有十余日方剧之理）。其脉沉而迟，

---

[1]　风温为病：此四字原脱，据《伤寒论·卷第二·辨太阳病脉证并治上第五》改。

不能食，身体重（阳微阴盛，滞而不运），大便反硬（阴凝不化，如冰之结也），名曰阴结也，期十四日当剧。

问曰：病有洒淅恶寒，而复发热者何（此内伤之发热恶寒，与外感不同。看"复"字，只是一症。则下文两不足，自是阴阳并虚，故恶寒与发热并见也）？

答曰：阴脉不足，阳往从之，阳脉不足，阴往承之。

曰：何谓阳不足？

答曰：假令寸口（谓寸部）脉微，名曰阳不足，阴气上入阳中，则洒淅恶寒也（阳虚不能卫外，故恶寒。问：阴气上入阳中，此为下焦之阴寒耶？曰：阳不足则寒生，不必下焦素有寒气也。以阴加于阳分，变见于寸，寸为上部，故曰上入耳）。

曰：何为阴不足？

答曰：假令尺脉弱，名曰阴不足，阳气下陷入阴中，则发热也（阳本外达，阴虚不能载阳，故下陷则不达于外，郁于内而为热，热郁于内，久则蒸发于外矣。然其发热与外感异，东垣手扪法可辨也）。

阳脉浮，阴脉弱者，则血虚，血虚则筋急也。其脉沉者，营气微也。其脉浮，而汗出如流珠者，卫气衰也。营气微者，加烧针，则血流不行，更发热而躁烦也（烧针助阳损阴）。脉蔼蔼如车盖者，名曰阳结也（上条阳结脉浮数。如车盖，则浮数而有上拥之象也）。脉累累如循长竿者，名曰阴结也（阴结沉迟。如循竿，则又有弦劲之意矣）。脉瞥瞥如羹上肥者（瞥，过目暂见也，言轻浮而若有若无也），阳气微也。脉萦萦如蜘蛛丝者（柔弱而极细也），阳气虚①也。脉绵绵如泻漆之绝者（软弱欲绝之意），亡其血也。

脉来缓（即迟也），时一止复来者，名曰结（如人之徐行而停）。

---

① 虚：《伤寒论·卷第一·辨脉法第一》作"衰"。

脉来数，时一止复来者，名曰促（如人之疾行而蹶）。阳盛则促，阴盛则结，此皆病脉（结促有因实邪留阻者，有因正气虚困者，宜分别观之）。

阴阳相搏，名曰动（阴阳相搏击，虚者则动也）。阳动则汗出（被阴所击则动），阴动则发热（被阳所击则动，阴虚阳乘，故发热）。形冷恶寒者，此三焦伤也（此二句当是错简）。若数脉见于关上（偶举关上为言耳。上言阳动、阴动，是动脉见于寸尺也），上下无头尾（状其圆突如豆耳，非上不至寸，下不至尺也），如豆大，厥厥动摇者，名曰动也（此状动脉之体。言数脉如豆而摇动者，名曰动也。盖脉动必数。《金鉴》谓厥厥似有根之摇动，动而不移，不若滑脉之流动不定也。又谓汗出当作发热，发热当作汗出，此则非是）。

阳脉浮大而濡，阴脉浮大而濡，阴脉与阳脉同等者，名曰缓也（此为和缓之缓，非迟缓之缓。阴阳以尺寸言）。

脉浮而紧者，名曰弦也。弦者，状如弓弦，按之不移也（犹言不改）。脉紧者，如转索无常也（转索，绞绳也，紧急之意。"无常"与"不移"对，盖乍紧耳。若常紧，则土败木贼，为真脏之见矣）。

脉弦而大，弦则为减（阳气减损也），大则为芤（阴血亦空虚），减则为寒，芤则为虚，寒虚相搏，此名为革。妇人则半产漏下，男子则亡血失精（寒不摄血也）。

问曰：病有战而汗出，因得解者，何也？

答曰：脉浮而紧，按之反芤，此为本虚，故当战而汗出也。其人本虚，是以发战。以脉浮，故当汗出而解也。若脉浮而数，按之不芤，此人本不虚，若欲自解，但汗出耳，不发战也。

问曰：病有不战而汗出解者，何也？

答曰：脉大而浮数，故知不战，汗出而解也。

问曰：病有不战，不汗出而解者，何也？

答曰：其脉自微（邪正并衰），此以曾经发汗，若吐若下，若亡血，以内无津液，此阴阳自和，必自愈，故不战，不汗出而解也（亡血液，故不能作汗。而经吐汗下，则邪亦不复留，故解。邪正俱衰，故不能战。所谓和者，如两军交争，两败俱伤，因而罢兵休息耳）。

问曰：伤寒三日，脉浮数而微，病人身凉和者，何也？

答①曰：此为欲解也，解以夜半。脉浮而解者，濈然汗出也。脉数而解者，必能食也。脉微而解者，必大汗出也（浮数发热，大则病进，微则邪衰，故身凉和而欲解。夜半阴盛之时，阳邪自不能留，且阴液充足，故汗出而解也。数为热盛，热盛则胃满而不能食，今能食，则胃气和可知，故解）。

问曰：脉病欲知愈未愈者，何以别之？

答曰：寸口、关上、尺中三处，大小、浮沉、迟数同等，虽有寒热不解者，此脉阴阳平和②，虽剧当愈。

师曰：立夏得洪大脉，是其本位（非有病也），其人病身体苦疼重者，须发其汗。若明日（三字疑衍），身不疼不重者（是本无病症），不须发汗。若汗濈濈自出者，明日便解矣。何以言之？立夏得洪大脉，是其时脉，故使然也（脉合时令，则无病，固不必医，有病亦易为治），四时仿此。

问曰：凡病欲知何时得？何时愈？

答曰：假令夜半得病者，明日日中愈；日中得病者，夜半愈。何以言之？日中得病，夜半愈者，以阳得阴则解也；夜半得病，明日日中愈者，以阴得阳则解也。

寸口脉浮为在表，沉为在里，数为在腑，迟为在藏。假令脉迟，此为在藏也（腑藏皆在里，则迟数，乃沉分之迟数也。数亦有藏热

---

① 答：原脱，据《伤寒论·卷第一·辨脉法第一》补。
② 平和：《伤寒论·卷第一·辨脉法第一》作“为和平”三字。

者，迟亦有府寒者，不可泥）。

　　趺阳脉浮而涩（迟涩），少阴脉如经（惟少阴如常），其病在脾（脾寒也），法当下利。何以言①之？若脉浮大者，气实血虚也（则当为躁结）。今趺阳脉浮而涩，故知脾气不足，胃气虚也（脾胃一家，脾寒实由胃阳之虚）。以少阴脉弦而浮，才见此，为调脉，故称如经也（弦，有力之谓，与迟涩异，故曰如经）。若反滑而数者（则热盛矣。此句双顶趺阳、少阴），故知当屎脓也（按：少阴脉本沉，今弦浮而云如经者，盖就伤寒脉症说，浮弦即浮紧，合乎伤寒浮紧之常也。此条大意，说伤寒之脉，各部皆须浮紧，方合常经。若有一处浮迟，便为不足。今察得浮迟之脉，系在趺阳，不在少阴，故断为胃脾虚寒也。此盖申上条浮为在表，假令脉迟，此为在藏之意，而言表症兼见迟脉，当审其里耳。问：浮涩安知非表阳不足而断为藏病，何也？曰：沉为在里，趺阳不足，自见沉涩，因外感故浮耳。言浮涩，自该沉涩，非涩独见于浮分也。然则少阴之云如经，亦以其浮脉之弦紧，合于表症者言之，而其里诊之无他，亦自该于其中矣。再按：以趺阳而知为脾病，脾有阴阳，候阳于浮，浮而涩滞，则阳不足而寒也。滑数屎脓，又暗申上节数为在府句。《金鉴》谓少阴脉弦而浮，当作沉而滑，亦是）。

　　寸口脉浮而紧，浮则为风，紧则为寒，风则伤卫，寒则伤营，营卫俱病，骨节烦疼，当发其汗也（观此可知，伤寒症为营卫两伤，非单伤于营矣。前以浮缓为伤风，浮紧为伤寒，今又以浮紧为风寒兼，可见风寒可分而不可分矣）。

　　趺阳脉迟而缓（犹云和缓），胃气如经也（外邪散，则脉和缓而胃气安）。趺阳脉浮而数，浮则伤胃（胃气热也），数则动脾（热乘脾也），此非本病（言外感不应有里症也），医特下之所为也。营卫内陷（误下则引营卫之邪内入），其数先微（阴液伤，脾伤，故脉亦衰而

_____

　　① 言：《伤寒论·卷第一·辨脉法第一》作"知"。

数变为微），脉反但浮（言但浮而不数也，则胃热仍在），其人必大便硬，气噫而除（液涸故硬。胃中胀满，故欲噫气以通之）。何以言之？本以数脉动脾，其数先微，故知脾气不治（阴液伤，脾失职也），大便硬，气噫而除。今脉反浮，其数改微，邪气独留（脾伤而胃热尚盛），心中则饥（胃热本消谷善饥），邪热不杀谷（脾伤气不能运也），潮热发渴（一片阳明症）。数脉当迟缓，脉因前后度数如法，病者则饥（三句不明，恐误）。数脉不时，则生恶疮也（热则血气壅滞于经络故也）。

师曰：病人脉微而涩者，此为医所病也。大发其汗，又数大下之，其人亡血（当是亡气血），病当恶寒，后乃发热，无休止时，夏月盛热，欲着複衣①，冬月盛寒，欲裸其身（恶寒发热，一时兼见，不分冬夏，此互言以见意耳）。所以然者，阳微则恶寒，阴弱则发热。此医发其汗，使阳气②微，又大下之，令阴气弱。五月之时，阳气在表，胃中虚冷，以阳气内微，不能胜冷，故欲着複衣。十一月之时，阳气在里，胃中烦热，以阴气内弱，不能胜热，故欲裸其身。又阴脉迟涩，故知亡血也。

脉浮而大，心下反硬，有热。属藏者，攻之，不令发汗。属府者，不令溲数，溲数则大便硬。汗多则热愈，汗少则便难（"汗多"当作"汗少"，"汗少"当作"汗多"，上句是陪笔③。大阳明脉兼浮，又有身热，表症尚在，则心下不当硬而反硬，此须审。若果硬在心下，为痞与结胸等症，当用泻心汤等攻之。心为藏，故云属藏。若审属胃府病，虽硬在心下，尚未在胃，不可攻。然小便不利，大便即硬，其去可攻不远，故不可令溲数。又不可汗，以汗多则小便亦竭，胃失润亦燥结也）。脉迟，

---

① 複衣：有衣里，内可装入绵絮的衣服。
② 气：原脱，据《伤寒论·卷第一·辨脉法第一》补。
③ 陪笔：陪衬的文字。

尚未可攻。

脉浮而洪，身汗如油，喘而不休，水浆不下，形体不仁，乍静乍乱，此为命绝也。

又未知何脏先受其灾？其汗出发润，喘而不休者，此为肺先绝也。阳反独留（阴先绝也），其体如烟熏，直视摇头者，此为心绝也。唇吻反青（木克土也），四肢漐习者（谓四肢汗出，漐漐不已），此为肝绝也。环口黧黑，柔汗（即冷汗）发黄者，此为脾绝也。溲便遗失，狂言，目反直视者，此为肾绝也。

又未知何脏阴阳先①绝？若阳气前绝，阴气后竭者，其人死，身色必青。阴气前绝，阳气后竭者，其人死，身色必赤，腋下温，心下热也。

寸口脉浮大（重按则空），而医反下之，此为大逆。浮则无血（阴虚），大则为寒（大可言虚，不可言寒，此言寒者，必兼迟也。又阴虚则阳无根而外浮，故外热而内寒也），寒气相抟（本寒而复下之，则内之寒与药之寒相抟），则为肠鸣（寒气下趋空肠中，故鸣）。医乃不知，而反饮冷水（误之又误），令汗大出（汗，冷汗也），水得寒气（得，合并也），冷必相抟，其人即𩞋（《准绳》云：𩞋，与噎通，盖气逆而咽喉噎塞也。详下条）。

趺阳脉浮（重按则无），浮则为虚，虚浮（"浮"字疑误）相抟，故令气𩞋，言胃气虚竭也。脉滑则为哕（《准绳》谓𩞋与哕，皆妄下后，复与水以发其汗，胸中虚气逆而作。轻则为𩞋，即东垣咽喉噎塞，口开目瞪之症，然无声也。哕即呃逆。愚谓"哕"当作"衄"，观下文自见），此为医咎，责虚取实，守空逼②血（犹云责贫人取财，守空仓索米）。脉浮，鼻中燥者，必衄也。

① 先：《伤寒论·卷第一·辨脉法第一》作"前"。
② 逼：《伤寒论·卷第一·辨脉法第一》作"迫"。

诸脉浮数，当发热而洒淅恶寒，若有痛处，饮食如常者，畜积有脓也（气壅滞于里，则不宣畅于外，故洒淅恶寒。此痈疽之诊）。

脉浮而迟，面热赤而战惕者（表邪欲解，而内虚无力托送也），六七日当汗出而解。反发热者（反，当作"不"），差迟。迟为无阳，不能作汗，其身必痒也。

寸口脉阴阳（浮沉也）俱紧者，法当清邪（雾露之气）中于上焦，浊邪（泥水之湿）中于下焦。清邪中上，名曰洁也；浊邪中下，名曰浑也（此段总冒）。阴（即下焦）中于邪，必内栗也。表气微虚，里气不守，故使邪中于阴也（此段即直中阴症）。阳（即上焦）中于邪，必发热头痛，项强颈挛，腰痛胫酸，所谓阳中雾露之气，故曰清邪中上（此段即太阳伤寒症。清邪，湿之无形者，只清寒之气耳，故病与伤寒同，皆发热，头项强痛，腰痛胫酸。浊邪，则有形之湿，故止伤下焦而足冷便出也。然清邪止伤经络，浊邪兼渍肌骨脏府，伤在表则郁热，如伤寒之传经，伤及里则寒透，而如伤寒之直中矣）。浊邪中下，阴气为栗，足膝逆冷，便溺妄出（无阳以摄之也，此申直中）。表气微虚，里气微急（此下言太阳传经热症），三焦相混（俱热），内外不通（不汗，便又闭也）。上焦怫郁，藏气相熏，口烂蚀龈也。中焦不治，胃气上冲（热也），脾气不转（便结），胃中为浊（停屎），营卫不通，血凝不流。若卫气前通者（前之为言先也，通谓得汗），小便赤黄，与热相抟（卫气与热相抟），因热作使（与热相引而行），游于经络，出入藏府，热气所过，则为痈脓（热虽甚，不死，以得通也）。若阴气前通者，阳气厥微，阴无所使（阴之所以得通者，必以得下之故。下则阳气骤陷，故厥。下则热从利去，无所使而不游行也），客气（即寒邪）内入，嚏而出之（感冒者多嚏，内气通则不容邪），声嗢咽塞（气道不利也，即声嘶，讲话不出之意），寒厥相逐，为热所壅（外则手足厥逆，而内则热气壅闭也），血凝（邪滞故凝）自下（得通故下。卫主气，故以溺出验其通；营主血，故以血下验其通），状如豚肝。阴阳俱厥（若不通，而阴阳之气俱逆），脾气孤弱（中州失守），五液注下，下焦不阖，清（仝"圊"）便下重（似痢非痢），令便数难（似淋非淋），脐筑（动气见于脐间）湫痛（便溺之道痛），命将难全（此条疑多错简）。

脉阴阳俱紧者（此直中三阴，下寒上热之症），口中气出，唇口干燥，蜷卧足冷，鼻中涕出，舌上胎滑，勿妄治也（不可误以阳症治之）。到七日以来，其人微发热，手足温者（阳回也），此为欲解。或到八日以上，反大发热者，此为难治（邪盛而正衰也）。设使恶寒者，必欲呕也。腹内痛者，必欲利也。

脉阴阳俱紧，至于吐利，其脉独（当作紧。言吐利后，脉仍紧，则病不解也）不解。紧去入安（若紧脉去，则入于安矣），此为欲解。若脉迟，至六七日，不欲食，此为晚发，水停故也（二句《金鉴》谓是错简），为未解。食自可者（则脾胃健运可知），为欲解。

病六七日，手足三部脉皆至（即上第十四条所谓大小、浮沉、迟数同等意），大烦而口噤不能言，其人躁扰者（烦躁而战也），必欲解也。若脉和，其人大烦，目重睑（睑，眼弦也），内际黄者（重睑，睑覆下垂，目欲合也，为阴来济阳之兆。内际黄，为胃气复之征），此欲解也（成无己曰：病以脉为主，若脉不和，目黄，大烦者，邪胜也，其病为进）。

脉浮而数，浮为风，数为虚（虚，当作"热"），风为热，虚为寒（二句疑衍），风虚相抟（当作"风热"），则洒淅恶寒也。

脉浮而滑，浮为阳，滑为实，阳实相抟，其脉数疾，卫气失度。浮滑之脉数疾（至八九至），发热汗出者（阳脱也），此为不治。

伤寒咳逆上气，其脉散者死，谓其形损故也。

平　脉　法

（程郊倩云：前篇辨脉理，此篇示诊法。）

问曰：脉有三部，阴阳相乘（寸阳尺阴，相乘，如寸见阴脉，为阴乘阳，尺见阳脉，为阳乘阴），营卫血气，在人体躬，呼吸出入，上下于中（言血气随呼吸而出入，上下于其间也），因息（气息）游布，津液流通。随时动作，效象形容（言脉体本和缓），春弦秋浮，冬沉夏洪。察色观脉，大小不同，一时之间，变无经常。尺寸参差，或短或长，上下乖错，或存或亡。病辄改易，进退低昂，心迷意惑，动失纪纲。愿为具陈，令得分明。

师曰：子之所问，道之根源。脉有三部，尺寸及关，营卫流行，不失衡铨①（犹云轻重）。肾沉心洪，肺浮肝弦，此自经常，不失铢分。出入升降，漏刻周旋，水下二②刻，一周循还。当复寸口，虚实见焉（数语本《内经》），变化相乘，阴阳相干。风则虚浮，寒则牢坚，沉潜水畜，支饮急弦。动则为痛，数则热烦，设有不应，知变所缘。三部不同，病各异端，太过可怪，不及亦然。邪不空见，中必有奸，审察表里，三焦别焉。知其所舍，消息诊看，料度府藏，独见若神。为子条记，传与贤人。

师曰：呼吸者，脉之头也（头，犹言发端也。脉行由于气行，呼吸，气之行也）。

初持脉，来疾去迟，此出疾入迟，名曰内虚外实也（自沉而之浮，则紧疾；自浮而返沉，则迟缓也。如行路者，驰马而出，缓辔而返耳。缘邪实于外，卫阳被遏，相与搏击，故脉应之，浮分紧疾。外病里不病，故沉分和缓也）。初持脉，来迟去疾，此出迟入疾，名曰内实外

---

① 衡铨：铨衡，衡量轻重。
② 二：《伤寒论·卷第一·平脉法第二》作“百”。

虚也。

问曰：上工望而知之，中工问而知之，下工脉而知之，愿闻其说。

师曰：病家人请云，病人苦发热，身体疼，病人自卧（安卧也，表解乃安卧。此四字，当在"师到"之下）。师到，诊其脉，沉而迟者，知其差也。何以知之？若表有病者①，脉当浮大，今脉反沉迟，故知愈也。假令病人云，腹内卒②痛，病人自坐（痛止乃能坐。此句当在"师到"下）。师到，脉之，浮而大者，知其差也。何以知之？若③里有病者，脉当沉而细，今脉浮大，故知愈也。

师曰：病家人来请云，病人发热烦极。明日师到，病人向壁卧（静卧也），此热已去也。设令脉不和（"不"字疑衍），处言已愈（阳热症，卧多向外，阳好动也。阴寒症，卧多向内，阴好静也。发热烦极而得向壁卧，则阳退阴复而安静矣）。设令向壁卧，闻师到，不惊起（惊喜而起也）而盻视④（斜视也，有不悦意），若三言三止（心虚则言多忤而中止），脉之咽唾者，此诈病也（此承上条请云烦热言，热则津应干，当无唾咽）。设令脉自和，处言汝病太重，当须服吐下药，针灸数十百处（令畏而不得不云愈），乃愈⑤。

师持脉，病人欠者，无病也（欠者，先引气入而后呵也。阴阳和，故欠）。脉之呻者，病也（有所苦，故呻）。言迟者，风也（言迟者，语言涩蹇之谓，风邪拘其舌络）。摇头言者，里痛也（痛深则艰于出声，

---

① 若表有病者：原作"表有病"三字，据《伤寒论·卷第一·平脉法第二》改。

② 卒：同"猝"。

③ 若：原脱，据《伤寒论·卷第一·平脉法第二》补。

④ 盻视：仇视，怒视。

⑤ 乃愈：此二字原脱，据《伤寒论·卷第一·平脉法第二》补。

故摇头以示缓）。行迟者，表强也（风邪束其筋络，故步履不随）。坐而伏者，短气也（内虚气短，恐动则增促也）。坐而下一脚者，腰痛也（坐久痛郁，下一脚以求伸）。里实护腹，如怀卵物者，心痛也（心痛，则伛而捧护其痛处。实，邪实也）。

师曰：伏气之病（病气之伏藏者），以意候之。今月之内，欲有伏气（犹言这时候恐要发也。如此病每发于春月，今值春月，则恐其复发耳），假令旧有伏气，当须脉之（发否未可知，故须脉之）。若脉微弱者，当喉中痛似伤，非喉痹也。病人云：实咽中痛。虽尔，今复欲下利（如其人肾虚，脉微弱，每至此月，则发为喉痛下利之症。今脉之而果微弱，我知其旧症必发而喉痛也。夫喉痛有实热者，是名喉痹，痛必伤喉。今系肾虚喉痛，则非喉痹，而不伤可知。纵病人自谓咽痛，疑为喉痹，而我亦断为不然，且决其必下利。何者？以脉之微弱，与适当其发作之时知之耳。《金鉴》以此为冬伤于寒，不即发，至春乃发为温病者。由其人冬不藏精，邪中于肾，春月发陈，正伏气欲发之候。脉之而微弱，是肾脉也。喉痛，肾症也。脉微弱，故为虚痛，而非喉痹之寔痛，且断其必下利也）。

问曰：人病恐怖者，其脉何状？

师曰：脉行①如循丝累累然，其面白脱色也（恐则气下神夺，故脉细而不定。面色脱白者，血随气下也）。

问曰②：人不饮，其脉何如③（如妇人斗气，数日不饮不食之类）？

师曰：脉自涩（脉失游溢之精气也），唇口干燥也。

问曰④：人愧者，其脉何类？

师曰：脉浮而面色乍赤乍白（愧则心虚负歉，肺气亦荡而不定，

---

① 行：《伤寒论·卷第一·平脉法第二》作"形"。
② 问曰：此二字原脱，据《伤寒论·卷第一·平脉法第二》补。
③ 如：《伤寒论·卷第一·平脉法第二》作"类"。
④ 问曰：此二字原脱，据《伤寒论·卷第一·平脉法第二》补。

（故脉浮而面色乍赤乍白也）。

问曰：脉有灾怪①，何谓也？

师曰：假令人病，脉得太阳，形症相应，因为作汤，比还（师还家为作汤也。二句倒装文法）送汤，如食顷（不久也），病人乃大吐下利，腹中痛。师曰：我前来不见此症，今乃变异，是名灾怪。又②问曰：何缘作此吐利？答曰：或有旧时服药，今乃发作，故为灾怪耳（送汤不久，药气未及行，故知是旧药所致）。

问曰：经说脉有三菽、六菽重者，何谓也？

师曰：脉人以指按之，如三菽之重者，肺气也；如六菽之重者，心气也；如九菽之重者，脾气也；如十二菽之重者，肝气也；按之至骨者，肾气也（只是大概耳，勿泥）。假令下利，寸口、关上、尺中，悉不见脉，然尺中时一小见，脉再举头者（一呼再至也），肾气也。若见损脉来至（一息二至为损），为难治（假令分段，上段以浮沉言，下段以至数言，不相属，疑错简）。

问曰：东方肝脉，其形何似？

师曰：肝者，木也，名厥阴，其脉微弦（不甚弦也），濡弱而长，是肝脉也。肝病自得濡弱者，愈也。假令得纯弦脉者，死。何以言③之？以其脉如弦直，此是肝伤，故知死也。

南方心脉，其形何似？

师曰：心者，火也，名曰少阴，其脉洪大而长，是心脉也。心病自得洪大者，愈也。假令脉来微去大（浮小沉大），故名反（心脉以来盛去衰为平，今来微去大，即来衰去盛也，故曰反），病在里也（火郁于内）。脉来（浮也）头（寸也）小本（尺也）大（《金鉴》谓当

---

① 灾怪：祸患。

② 又：此字原脱，据《伤寒论·卷第一·平脉法第二》补。

③ 言：《伤寒论·卷第一·平脉法第二》作"知"。

作"来大去小"），故名覆（阳为阴所覆），病在表也（表寒闭遏）。上（浮也）微头小者（《金鉴》谓"头"字衍。浮而微，寸更细），则汗出（表阳虚而汗出）。下微本大者（《金鉴》谓当作"下微小"。下沉也，沉而微，但尺略大），则为关格不通，不得尿（沉而微，则内阳虚而不运。尺略大，则寸小可知。阳下陷而失职，阳为阴没，不能布化，故上不纳食，下不能便也）。头无汗者可治，有汗者死（阳脱也。《金鉴》谓上微小，承来微去大，为阴盛。下微小，承来大去小，为阳盛。阴盛则病关，阳盛则病格。其说亦通，然恐非本意）。

西方肺脉，其形何似？

师曰：肺者，金也，名太阴，其脉毛浮也。肺病自得此脉，若得缓迟者皆愈，若得数者则剧。何以知之？数者，南方火，火克西方金，法当壅肿①（即痈肿），为难治也。

问曰：二月得毛浮脉，何以处言至秋当死？

师曰：二月之时，脉当濡弱，反得毛浮者，故知至秋死。二月肝用事，肝属木，脉应濡弱，反得毛浮者，是肺脉也，肺属金，金来克木，故知至秋死。他皆仿此。

师曰：脉，肥人责浮，瘦人责沉。肥人当沉（肉厚也），今反浮，瘦人当浮（肉薄也），今反沉，故责之。

师曰：寸脉下不至关，为阳绝（阳不下通），尺脉上不至关，为阴绝（阴不上行），此皆不治，决死也。若计其余命生死之期，期以月节刻②之也。

师曰：脉病人不病，名曰行尸，以无王气，卒眩仆不识人者，短命则死。人病脉不病，名曰内虚，以无谷神，虽困无苦。

问曰：脉有相乘（如先得肝脉，后又得肺脉，或春得秋脉之类，曰

---

① 壅肿：《伤寒论·卷第一·平脉法第二》作"痈肿"。
② 刻：《伤寒论·卷第一·平脉法第二》作"克"。

乘），有纵有横，有逆有顺，何谓也？

师曰：水行乘火，金行乘木，名曰纵。火行乘水，木行乘金，名曰横。水行乘金，火行乘木，名曰逆。金行乘水，木行乘火，名曰顺也。

寸口诸微亡阳（诸，犹凡也），诸濡亡血，诸弱发热，诸紧为寒。诸乘寒者，则为厥（手足厥冷），郁冒不仁，以胃无谷气，脾塞不通（气不周于四支，故厥），口急不能言，战而栗也（此承上条相乘而言。微濡弱脉本属虚，若再为紧脉所乘，则为厥云云也。"诸紧为寒"句，是预为"乘寒"二字注脚，不与上三项为一例。上三项是受乘者，紧是乘之者也）。

问曰：濡弱何以反适十一头？

师曰：五脏六腑相乘，故令十一（问：濡弱之脉，何以有十一端名目？答曰：因乘之者有十一项故也。如濡为本脉，而肺脉乘之，则又名浮濡之类）。

问曰：何以知乘府？何以知乘藏（问：何以知乘之者为府脉？抑为藏脉）？

师曰：诸阳浮数，为乘府；诸阴迟涩，为乘藏也。

问曰：脉有残贼，何谓也？

师曰：脉有弦、紧、浮、滑、沉、涩，此六脉名曰残贼，能为诸脉作病也（承上文言。此六脉，若乘诸脉，皆能作病）。

问曰：翕奄沉，名曰滑（翕，合也。奄，忽也。脉气合聚则盛，方盛时忽然沉去，摹写①其忽浮忽沉，流走不定之状，所谓滑也），何谓也？

师曰：沉为纯阴，翕为正阳（曰忽沉，则翕之，以浮言可知。沉为阴，则浮为阳矣），阴阳和合，故令脉滑，关尺自平（已上释"滑"

---

① 摹写：用文字描述。

字已毕)。阳明脉微沉,食欲自可。少阴脉微滑,滑者,紧之浮名也(句未详),此为阴实,其人必股内汗出,阴下湿也(未详。成注:阳明脉微沉,是阳部见阴脉,胃中阴足,故食饮自可。少阴脉微滑,是阴部见阳脉,阳凑阴分,故曰实。股与阴,皆少阴部阳热凑之,必蒸发津液外达也)。

问曰:曾为人所难①,紧脉从何而来?

师曰:假令亡汗若②吐,以肺里寒,故令脉紧也。假令咳者,坐③饮冷水,故令脉紧也。假令下利,以胃中虚冷,故令脉紧也(所谓诸紧为寒也,然必兼迟)。

寸口卫气盛,名曰高。营气盛,名曰章。高章相抟,名曰纲(有当权之意)。卫气弱,名曰惵。营气弱,名曰卑。惵卑相抟,名曰损。卫气和,名曰缓。营气和,名曰迟(迟缓,即和柔意)。缓迟相抟,名曰沉(沉是安静之意。沉,《准绳》作"强",盖以下节例之也)。

寸口脉缓而迟(亦安和意),缓则阳气长,其色鲜,其颜光,其声商(清也),毛发长,迟则阴气盛,骨髓生,血满,肌肉紧薄鲜硬(三字衍),阴阳相抱,营卫俱行,刚柔相得,名曰强也(依《准绳》,此节乃释上节之义)。

趺阳脉滑而紧,滑者胃气实,紧者脾气强,持实击强,痛还自伤,以手把刃,坐作疮也(胃属阳,阳实则热,脾属阴,阴盛则寒,故相击,此邪正俱盛者也)。

寸口脉浮而大,浮为虚(正虚),大为实(邪实),在尺为关,在寸为格,关则不得小便,格则吐逆(邪实正虚,不能运化,故不得

---

① 难(nàn):诘责,质问。
② 若:或,或者。
③ 坐:介词,因,由于。

小便而吐食不纳。参上南方脉形条）。

跌阳脉伏而涩，伏则吐逆（胃气虚，不纳），水谷不化，涩则食不得入（胃血枯则食不下），名曰关格（上条或病在上焦，或病在下焦，犹藉中州运化，此并脾胃亦病难矣）。

脉浮而大（大从浮见，重按无力也），浮为风虚（外受风邪，而内则血虚），大为气强（热盛也），风气相抟，必成隐疹（风热嘘①血，沸腾于外），身体为痒。痒者名泄风（泄风者，汗出当风也。湿热蒸成汗，被风闭郁则痒），久久为痂癞（风热湿蒸，久而生虫，遂成厉风）。

寸口脉弱而迟，弱者卫气微，迟者营中寒。营为血，血寒则发热（逼阳于外）。卫为气，气微者心内饥，饥而虚满，不能食也（《金鉴》云：末三句论脾胃，与营卫无涉。卫气微，当作"阳气微"。营中寒，当作"脾中寒"。又云：营为血，血寒发热，无此理。卫为气，气微者，当作阳气微，脾中寒者）。

跌阳脉大（此大当是虚革之大）而紧者（紧为寒），当即下利，为难治（大，或言实，或言虚，非悖②也。实指邪，虚指正，故不一其词耳）。

寸口脉弱而缓，弱者阳气不足，缓者胃气（指邪气言，湿热也）有余（二句犹言弱缓则正不足而邪有余耳，勿泥分），噫而吞酸，食卒不下，气填于膈上也。

跌阳脉紧而浮，浮为气，紧为寒，浮为腹满（气弥漫则脉浮），紧为绞痛（寒，故痛），浮紧相抟，肠鸣而转，转即气动，膈气乃下（寒气下趋，欲为洞泄）。少阴脉不出，其阴肿大而虚也（肾脉微，则先天火衰，无阳化气，水畜膀胱，故阴囊虚肿）。

寸口脉微而涩，微者卫气不行，涩者营气不足，营卫不能

---

① 嘘：火或气的热力熏炙。
② 悖：违背道理。

相将，三焦无所仰（营卫之气，即三焦之气，虚则俱虚），身体痹不仁。营气不足，则烦疼（血虚则心烦而身疼），口难言（血枯筋缩，舌短不运）。卫气虚者，则恶寒数欠（卫阳虚，不能刚健精悍，为阴所引，故数欠）。三焦不归其部，上焦不归者，噫而酢吞（即吞酸症，不能降浊也），中焦不归者，不能消谷引食（不能运也），下焦不归者，则遗溲（不能升也）。

趺阳脉沉而数（邪热在内也），沉为实，数消谷，紧者病难治（紧，脾胃之贼脉）。

寸口脉微而涩，微者卫气衰，涩者营气不足。卫气衰，面色黄，营气不足，面色青。营为根，卫为叶，营卫俱微，则根叶枯槁而寒栗、咳逆唾腥、吐涎沫也（咳唾等皆肺病。肺主皮毛，营卫虚，邪由皮毛入犯肺也）。

趺阳脉浮而芤，浮者卫气虚，芤者营气伤，其身体瘦，肌肉甲错（枯燥），浮芤相抟，宗气衰微，四属断绝（气微不能四布。成无己曰：四属，皮、肉、脂、髓也）。

寸口脉微而缓，微者卫气疏，疏则其肤空，缓者胃气实，实则谷消而水化也（犹云水谷消化）。谷入于胃，脉道乃行，水入于经，而①血乃成。营盛则其肤必疏，三焦绝经，名曰血崩（此三句难解。或曰：此条言血本不病，因气衰而崩也。盖营盛何以崩？必其气虚而不摄耳。肤疏犹云气虚，不充于三焦，而失其经常，则血崩矣）。

趺阳脉微而紧，紧则为寒，微则为虚，微紧相抟，则为短气。少阴脉弱而涩，弱者微烦（血虚，故微烦热），涩者厥逆（阴气涩，不能与阳相接顺，故厥逆）。

趺阳脉不出，脾不上下（气不运布于上下也），身冷肤硬。

① 而：《伤寒论·卷第一·平脉法第二》作"其"。

卷 六 ——— 一三五

少阴脉不至，肾气微，少精血，奔气促逼①（阴虚则气无所附而上奔），上入胸膈，宗气反聚，血结心下（奔至胸中，则气聚而血亦结滞），阳气退下，热归阴股（上焦窒塞，则阳退而下陷），与阴相动（痰火入，阳常举），令身不仁（不柔和，不知痛痒），此为尸厥，当刺期门、巨阙（刺期门以通结血，巨阙以行宗气也）。

寸口脉微（外阳虚），尺脉紧（内阴盛），其人虚损多汗，知阴常在，绝不见阳也。

---

① 逼：《伤寒论·卷第一·平脉法第二》作"迫"。

卷七

仲景原方

桂枝汤

桂枝（三两。辛甘热，以发散表邪）　芍药（三两。酸寒，寒以胜表热，酸以敛自汗。又以监制桂枝，使辛温之气适足达表而止，邪去而气不泄，故能助阳实表也）　甘草（蜜炙，二两。甘平，以调和中气）生姜（三两。辛温，以佐桂枝）　大枣（十二枚，擘去核。甘温，以佐甘草）

水七升，微火煮取三升，适寒温（不热服者，恐力猛也），服一升。须臾，啜热稀粥升余，以助药力（谷气内充，易于酿汗）。温覆一时许，遍身漐漐微似有汗者佳。不可令如水淋漓①，病必不除（汗徐则匀透，猛则不匀不透。观雨徐则入土，骤则不透，可见）。若一服汗出病差，停后服。若不汗，更服，依前法。又不汗，后服当小促其间，半日许，令三服尽。若病重者，一日一夜服②，周时观之（病重恐难得汗，故俟之一日夜）。服一剂尽（即上文半日许、三服尽之说，非谓一日夜乃尽三服也），病证犹在者，更作服。若汗不出者，服至二、三剂。禁生冷黏滑肉面五辛酒酪臭恶等物（此方发汗处，全在啜粥温覆之力，观小建中汤便知。按：桂枝，营分药，麻黄，卫分药，风伤卫证，不用麻黄而用桂枝者，以邪已由卫而及营，用麻黄，恐遗营分之邪也）。

---

① 淋漓：《伤寒论·卷第二·辨太阳病脉证并治上第五》作"流漓"。
② 服：原脱，据《伤寒论·卷第二·辨太阳病脉证并治上第五》补。

麻黄汤

麻黄（三两，去节。辛温，发卫分之寒）　桂枝（二两。散营分之寒）　杏仁（七十枚，去皮尖。苦温，以降逆上之气）　甘草（一两，炙。以缓诸药之猛）

水九升，先煮麻黄，减二升，去上沫（恐令人烦也。以其轻浮之气，能引气上逆而烦），内①诸药，煮取二升半，温服八合②。覆取微似汗，不须啜粥（力猛，不用助也。不用生姜，亦此意），余如桂枝汤法将息（问：寒伤营，当重用桂枝，乃分两反少于麻黄，何也？曰：寒邪深入，至于营分，则皮毛闭锢已极，不重用麻黄，无以发其汗孔也）。

桂枝加附子汤

于桂枝汤内加附子一枚（炮，去皮，破八片），余依桂枝汤法（仍啜粥温覆取汗也。以复被风袭故耳，用者审之）。

五苓散

猪苓（去黑皮）　茯苓　白术（各七钱半）　桂（半两）　泽泻（一两二钱五分）

上为末，白饮和方寸匕，日三服。多饮暖水（即桂枝汤啜热粥意），汗出愈（末句七字，为消渴条立法，非为水逆条言也，水入则逆，安能多饮乎？按：水为热壅，小便不利，泽泻咸寒，咸走水府，寒能胜热，加以二苓之渗利，则水去而热泄矣。白术培土以制水，官桂助气以行水，此制方之义也。热盛者，去桂，名四苓。水逆、消渴二条，表均未解，桂当用枝为是）。

---

① 内：同"纳"。
② 合（gě）：容量单位，市制十合为一升。

麻黄杏仁甘草石膏汤

麻黄（四两，去节。比麻黄汤多一两，以无桂枝之助也。去桂，恶助内热）　杏仁（五十枚，去皮尖）　甘草（炙，二两）　石膏（半斤）

水七升，先煮麻黄，减二升，去沫，内诸药，煮取三①升，温服一升。汗后或下后，汗出（表已解，故不用表药）而喘，外无大热者，主此汤。以喘乃内热攻肺也，故用石膏清肺，杏仁降逆，麻黄散肺热，甘草以缓麻黄之猛。甘草用蜜炙，取恋膈上而不速下，且不欲助石膏之寒也。

十枣汤

芫花（熬。辛苦）　甘遂（苦寒）　大戟（苦寒。各等分，各为末）　大枣（十枚，擘，去核）

水一升②，先煮枣，取八合，去枣，内各末，强人平旦温服一钱匕，羸人半钱。若下少，病不除，明日再服，加半钱，得快利后，糜粥自养。此攻水之峻剂，非水邪太盛，勿轻用。用枣以缓其毒，而顾脾胃也。

桂枝人参汤

桂枝（四两）　甘草（四两，炙）　人参　白术　干姜（各三两）

水九升，先煮四味，取五升（以温补里之虚寒，故久煎），内桂，更煮取三升（取其气锐解表，故不久煎），温服一升，日再服，夜一服。

---

① 三：《伤寒论·卷第三·辨太阳病脉证并治中第六》作"二"。
② 一升：《伤寒论·卷第四·辨太阳病脉证并治下第七》作"一升半"。

葛根黄连黄芩汤

葛根（半斤） 黄芩 黄连（各三两） 甘草（二两，炙）

水八升，先煮葛根，减二升（解肌之力全），内诸药，煮取二升（清中之气锐），分温再服。

桂枝去芍药汤

于桂枝汤内，去芍药，余依前法（依前法，谓啜粥温覆也。按：去芍药，以避中寒腹满也。然桂枝既无监制，又复取汗，不又虚其表乎？"余依前法"句疑衍）。

桂枝去芍药加附子汤

前方加附子一枚（炮，去皮，破八片），余依前法（末句疑衍）。

桂枝加厚朴杏仁①汤

桂枝汤加厚朴二两，杏仁五十枚，余依前法。

瓜蒂散

瓜蒂（熬黄，极苦） 赤小豆（等分，酸）

为末，取一钱匕，用熟汤②七合，煮香豉一合，作稀糜，去滓，取汁③和散，温顿服之。不吐者，少少加服，得快吐乃止。诸亡血虚家，不可与（二味酸苦涌吐之品，加香豉者，藉谷气保胃，且发越也）。

大陷胸汤

大黄（六两）芒硝（一升。二味去肠胃热结）甘遂（一钱，另研。逐水，去胸中痰饮）

---

① 杏仁：《伤寒论·卷第三·辨太阳病脉证并治中第六》作"杏子"。
② 熟汤：《伤寒论·卷第四·辨太阳病脉证并治下第七》作"热汤"。
③ 取汁：原脱，据《伤寒论·卷第四·辨太阳病脉证并治下第七》补。

水六升，先煮大黄，减四升，去滓，内硝，煮一两沸，内甘遂末，温服一升，得快利，止后服。

小陷胸汤

（又名三物小陷胸汤。）

黄连（一两。涤热）半夏（半斤。导饮）瓜蒌实（大者一枚。润燥下行）

水六升，先煮瓜蒌，取三升，去滓，内诸药，煮取二升，分温三服。

白散

桔梗（三分，为末）贝母（三分，为末）巴豆（一分，去皮心，熬黑，研如脂）

共杵匀，白饮和服，强人半钱匕，弱者减之。病在膈上必吐，在膈下必利。不利，进热粥一杯，利不止，进冷粥一杯①（寒痰凝结胃中，内无热者固可服，即有热者，亦可以此劫之。盖巴豆一，固不能敌二味之六，又热从吐利去，不妨也，故曰"亦可服"）。

大陷胸丸

大黄（半斤）葶苈子（半斤，熬）芒硝（半斤）杏仁（半斤，去皮尖，熬黑）

前二味为末，合后二味研如脂，取弹丸大一枚，入甘遂末一钱匕，白蜜二合（取其恋上），水二升，煮取一升②，温顿服

---

① 进冷粥一杯：《伤寒论·卷第四·辨太阳病脉证并治下第七》中此句后有"身热皮粟不解，欲引衣自覆，若以水潠之、洗之，益令热却不得出，当汗而不汗则烦。假令汗出已，腹中痛，与芍药三两如上法"。

② 煮取一升：原脱，据《伤寒论·卷第四·辨太阳病脉证并治下第七》补。

之，一宿乃下，不下更服①，禁如药法（结胸从心上至少腹，硬满不可近者，其势甚于下也，治下宜急，故主大陷胸汤。此胸上硬满项强则势甚于上，治上宜缓，故主此丸）。

芍药甘草附子汤

芍药（三两）甘草（炙，二两）附子（一枚，炮去皮，破八片）

水五升，煮取一升五合，分温三②服。

桂枝新加汤③

桂枝（三两）芍药（四两）甘草（二两，炙）生姜（四两）大枣（十二枚，擘，去核。此桂枝汤加芍药、生姜各一两也，以营虚，故加芍药，营寒，故加生姜）人参（三两。加此以补虚）

水一斗二升，微火煮取三升，温服一升④，如桂枝汤法（仍取汗也，岂表尚有余邪耶）。

茯苓甘草汤

茯苓（二两）桂枝（二两）生姜（三两）甘草（一两，炙）

水四升，煮取三升⑤，分温三服。

---

① 不下更服：《伤寒论·卷第四·辨太阳病脉证并治下第七》此句后有"取下为效"四字。

② 三：原脱，据《伤寒论·卷第三·辨太阳病脉证并治中第六》补。

③ 桂枝新加汤：《伤寒论·卷第三·辨太阳病脉证并治中第六》《伤寒论·卷第八·辨发汗后病脉证并治第十七》均作"桂枝加芍药生姜各一两人参三两新加汤"。

④ 温服一升：原作"分温服"，据《伤寒论·卷第三·辨太阳病脉证并治中第六》《伤寒论·卷第八·辨发汗后病脉证并治第十七》改。

⑤ 三升：《伤寒论·卷第三·辨太阳病脉证并治中第六》《伤寒论·卷第六·辨厥阴病脉证并治第十二》《伤寒论·卷第八·辨发汗后病脉证并治第十七》作"二升"，且此句后有"去滓"二字。

小建中汤

桂枝（三两）芍药（六两）甘草（二两，炙）生姜（三两）大枣（十二枚，擘，去核。此桂枝汤倍芍药，以敛阴也）胶饴（一升，以滋燥涸之阴）

水七升，煮取三升，去滓，内胶饴，更上微火消解，温服一升，日三①（不温覆取汗者，以中虚，阴液不足，汗不可卒得，且俟营卫和，津液充，汗自出也）。

炙甘草汤

（一名复脉汤。）

甘草（炙，四两）桂枝（三两）生姜（三两）大枣（十二枚，擘，去核。此桂枝汤去芍药倍甘草也。以寒药过多，故去芍药，加甘草，以缓药使不速下，与用酒煎意同，取其上补心血也）麻仁（半斤）阿胶（二两。二味以润燥）生地黄（一斤）麦冬（半升）人参（二两）

清酒七升，水八升，先煮八味，取三升（久煎则酒气不峻，此虚家用酒之法），去滓，内阿胶，烊消尽，温服一升，日三服（桂枝、生姜用于大队阴药中，即不能外发，止为通脉行血之用。大便润者，当去麻仁，用酸枣仁）。

桂枝甘草汤

桂枝（四两）甘草（二两，炙）

水三升，煮取一升，顿服。

桂枝本营分药，得麻黄则发营气而为汗，从辛也；得甘草则补中气而养血，从甘也；得芍药则敛营气而止汗，从酸也。此证与小建中汤及炙甘草汤二证异者，彼血虚甚，此阳虚甚也，

---

① 日三：《伤寒论·卷第三·辨太阳病脉证并治中第六》此句后有"呕家不可用建中汤，以甜故也"。

阳虚故重用桂，而避芍药之寒，且不用生姜，不温覆，故芍药可去。

茯苓桂枝甘草大枣汤

茯苓（半斤）桂枝（四两）甘草（一两，炙）大枣（十五枚，擘，去核）

甘澜水（置长流水盆内，以勺扬万遍，水上有珠子五六千颗相逐，取用之，水本咸而重，扬之则甘而轻，取其不助水邪。又茯苓乃先升而后降者也，《本草韵语》详矣。水扬万遍，气亦上升，亦取先升后降之义，此医家以升为降法也）一斗，先煮茯苓，减二升，内诸药，煮取三升，温服一升，日三服。

此即茯苓桂枝白术甘草汤，去术加枣倍苓也，彼治心下逆满，气上冲胸，以水停中焦，故用术。此治脐下悸，欲作奔豚，以水停下焦，故倍苓而佐枣，以益土胜水也（《本草韵语》俟刻）。

桂枝去桂加茯苓白术汤

即桂枝汤去桂枝，加茯苓、白术各三两，余依桂枝汤法煎服，小便利则愈。《金鉴》云：此为汗下后表不解，心下有水气者立法，去桂当作去芍药玩，余依桂枝汤法自见。盖温覆取汗，桂枝汤法也，若去桂枝，何以取汗，何以解表耶？又云：此证若未经汗下，当用小青龙汤（愚按："依桂枝汤法"句下有"煎服"二字，依是言依水七升适寒温等煎法服法耳，观下文言"小便利则愈"，不言汗出，可见其去桂枝，当是表证已解，然仍列表证，从《金鉴》可也）。

茯苓桂枝白术甘草汤

茯苓（四两）桂枝（三两）白术（二两）甘草（炙，二两）

水六升，煮取三升，分温三服（此与真武汤异者，彼肾阳虚，故用附子；此止经气虚，故用桂枝也）。

栀子豉汤

栀子（十四枚。苦能涌泄，寒能胜热）香豉（四合。轻腐上行）

水四升，先煮栀子，得二升半，内豉，煮取一升，温服一半，得吐者①，止后服。

栀子甘草豉汤

前方加甘草二两，依前法。

栀子生姜豉汤

栀子豉汤加生姜五两，同前法。

栀子厚朴汤

栀子（十四枚）厚朴（四两，姜炙）枳实（四两，去穰炒）

水三升半，煮取一升半，温服五合，得吐，止后服。

栀子干姜汤

栀子（十四枚）干姜（二两。辛热）

水三升半，煮取一升半，温服五合，得吐，止后服。

桃核承气汤

桃仁（五十枚，去皮尖。破血）桂枝（三两）大黄（四两）芒硝（二两）甘草（炙，二两）

水七升，煮取二升半，去滓，内硝，更煮微沸，空腹温服五合，日三服，当微利。

抵当汤

水蛭（三十个，熬）虻虫（三十个，去翅足，熬。二者皆啖血之物，

---

① 者：原脱，据《伤寒论·卷第三·辨太阳病脉证并治中第六》《伤寒论·卷第十·辨发汗吐下后病脉证并治第二十二》补。

故用以逐瘀）大黄（三两）桃仁（二十枚，去皮尖）

水五升，煮取三升，温服一升，不下者更服。

抵当丸

水蛭（二十个，熬）虻虫（二十个，去翅足，熬）桃仁（二十五个，去皮尖）大黄（三两）

捣筛，为四丸，以水一升，煮一丸，取七合服之，晬时当下血，不下更服。

大黄黄连泻心汤

大黄（二两）黄连（一两）

以麻沸汤二升渍之，须臾绞去滓，分温再服。

按：《金鉴》谓不煎，而但以滚沸如麻子之汤渍之，仅得其气，不取其味，故不大泻下，终属可疑。不如以黄芩易大黄为是（绞则味出，不经久煎则生而力锐，《金鉴》之说恐非）。

附子泻心汤

大黄（二两）黄连黄芩（各一两）附子（一枚，炮，去皮，破，别煮取汁）

麻沸汤二升，渍前三味，须臾绞去滓，内附子汁，分温再服（附子煎汁，扶表阳之力厚，余药渍汁，去痞之力锐，此条亦无取于大黄，似是误入，当去之）。

甘草泻心汤

甘草（炙，四两）黄芩干姜（各三两）黄连（一两）半夏（半升）大枣（十二枚，擘，去核）

水一斗，煮六升，去滓，再煮取三升，温服一升，日三服。

生姜泻心汤

甘草（炙，三两）黄芩（三两）干姜（一两）黄连（一两）半夏

（半升）大枣（十二枚）生姜（四两）人参（三两）

法同上汤。

半夏泻心汤

甘草（炙，三两。比甘草泻心汤少一两，以有人参也）黄芩（三两）干姜（三两）黄连（一两）半夏（半升）大枣（十二枚，擘，去核）人参（三两）

法亦同上。

赤石脂禹余粮汤

赤石脂（一斤）禹余粮（一斤。并固土涩脱）

水六升，煮取二升，分温三服。

旋覆代赭石汤

甘草（炙，三两）半夏（半升）大枣（十二枚，擘，去核）生姜（五两。散逆）人参（二两）旋覆花（三两。涤饮）代赭石（一两。镇逆）

法同甘草泻心汤（此生姜泻心汤加减也）。

大青龙汤

麻黄（六两，去节）桂枝（二两）杏仁（四十枚，去皮尖）甘草（炙，二两）生姜（三两）大枣（十二枚，擘，去核）石膏（鸡子大，碎）

水九升，先煮麻黄减二升，去沫，内诸药，煮取三升，温服一升，取微似汗。汗出多者，温粉扑之。一服汗者，停后服。若复服①，汗多亡阳，遂虚，恶风烦躁不得眠也（阴盛格阳，故烦

---

① 一服汗者，停后服……：原脱，据《伤寒论·卷第三·辨太阳病脉证并治中第六》补。

躁不得眠）。

按：石膏寒能清胃，从知母、甘草为白虎，而从麻、桂辈则能解肌热，为青龙，热及于里者，必用无疑。但此汤麻黄用至六两，又加生姜，未免太峻，须酌用之，勿过剂也。

桂枝二麻黄一汤

桂枝（一两七钱）芍药（一两二钱半）麻黄（七钱半，去节）甘草（一两，炙）杏仁（十六枚，去皮尖）生姜（一两二钱半）大枣（五枚，擘，去核）

水五升，先煮麻黄一二沸腾，去上沫，内诸药，煮取二升，温服一升，日再服（比桂枝汤为轻）。

桂枝麻黄各半汤

桂枝（一两六钱）芍药（一两）麻黄（一两，去节）甘草（一两，炙）杏仁（二十四枚，去皮尖）生姜（一两）大枣（四枚，擘，去核）

水五升，先煮麻黄一二沸，去沫，内诸药，煮取一升八合，温服六合（止服六合，日不再，是轻于上方也）。

桂枝二越婢一汤

桂枝（七钱半）芍药（七钱半）甘草（七钱半，炙）石膏（一两）麻黄（七钱半，去节）大枣（四枚，擘，去核）生姜（一两）

水五升，煮麻黄一二沸，去沫，内诸药，煮取二升，温服一升（按："婢"当作"脾"，石膏清热生津，能发越脾胃之气，故曰越脾。此汤比桂枝麻黄各半汤多石膏，以有内热也）。

小青龙汤

麻黄（三两，去节）桂枝（三两）芍药（三两）细辛（三两）甘草（炙，三两）干姜（二两）半夏（半升）五味子（半升）

水一斗，先煮麻黄，减二升，去沫，内诸药，煮取三升，温服一升。若渴，去半夏，加花粉三两（避燥生津）；若噎，去麻黄，加炮附子一枚（加附散寒）；若小便不利，少腹满，去麻黄，加茯苓四两（加苓利水）；若喘，去麻黄，加杏仁半升，去皮尖（加杏降逆）；若微利，去麻黄，加芫花如鸡子大，熬令赤色（《金鉴》谓芫花攻水力峻，用五分即下行数十次，岂可多用如此？当改为茯苓四两。已上俱去麻黄者，以急于治内水，不欲麻黄外发，引药气向外行也）。

此汤外发太阴之表实，内散三焦之水气，与大青龙异者，彼治表实之燥热，此治表实之寒饮也。又与五苓异者，彼之水，热且多，故从小便利之，此之水，寒且少，故但从汗散也。

干姜附子汤

干姜（一两）附子（一枚，去皮，生用，破八片）

水三升，煮取一升，顿服。

茯苓四逆汤

干姜（一两半）附子（一枚，去皮，生用，破八片）甘草（炙，二两）人参（一两）茯苓（六两。沉降之品，以降阴气之上逆，不致阳脱也）

水五升，煮取三升，温服七合，日三服（上方峻而急，恐阳脱，故亟挽之。此方缓而频，以阳已脱，不敢用峻剂也）。

文蛤散

文蛤（五两。咸寒）

上一味为散，以沸汤和一钱匕服，汤用五合。

白虎汤

石膏（一斤。辛寒，解肌热，清胃热）知母（六两。苦润，泻火润燥）甘草（炙，二两）粳米（六合。合甘草补土和中，且以缓二药之苦寒，使不伤胃）

水一斗，煮米熟，汤成，温服一升，日三服。

白虎加人参汤

前汤加人参三两，余同前法（加参以补中益气而生津液）。

大承气汤

大黄（四两，酒洗。按："洗"当作"浸"，使上行以去高分之邪）厚朴（去皮尖，半斤）枳实（炙，五枚）芒硝（三合）

水一斗，先煮枳、朴，取五升，去滓，内大黄，更煮取二升，去滓，内芒硝，更上微火一两沸，分温再服，得下，余勿服。

此汤治热邪入胃，痞满燥实坚全见者，芒硝咸寒，润燥软坚，才煮即服，其力甚锐，使坚燥之结粪得化；大黄苦寒，荡热泻实，亦不久煎，其力亦锐，推热积与粪秽尽下，二者皆下焦血分药。厚朴辛温，能散气满；枳实辛寒，能散热痞，二者皆上焦气分药，气药多于血药者，以结由于热也。

小承气汤

大黄（四两，按：此亦当用酒浸）厚朴（去皮，炙，二两）枳实（炙，大者三枚）

水四升，煮取一升二合，温服一半。得利，止后服（以无坚粪，故去芒硝）。

调胃承气汤

大黄（四两，酒浸）芒硝（半升）甘草（炙，二两。恐其速下，故用此缓之，去枳、朴者，不欲犯上焦也）

水三升，煮取一升，去滓，内芒硝，更煮两沸①，少少温服之（大承气服一升，小承气服六合，此又少少服，为更轻矣）。

---

① 更煮两沸：《伤寒论·卷第二·辨太阳病脉证并治上第五》作"更上火微煮令沸"。

麻仁丸①

大黄（一斤。推陈致新）厚朴（一斤）枳实（半斤。二味散结滞）
芍药（半斤。敛液以滋燥）麻仁（二升）杏仁（一升，去皮尖，熬，别
捣成脂。二味润燥）

为末，蜜丸桐子大，饮服十丸，日三服，渐加，以和为度。

蜜煎导法

蜜七合，一味，内铜器中，微火煎之，稍凝似饴状，搅之勿
令焦着，欲可丸，并手捻作挺，令头锐，大如指，长二寸许。当
热时急作，冷则硬，以内谷道中，以手急抱，欲大便时乃去之
（《外台》方：煎凝时，入皂角末五钱，作挺，以猪胆汁或油涂之，令滑）。

猪胆汁导法

大猪胆一枚，泻汁，和醋少许，以灌谷道中，如一食顷，
当大便出（《外台》方不用醋，以小竹管插入胆口，扎紧竹管头，用油润，
插入谷道内，手捻胆令汁入，甚便）。

猪苓汤

猪苓（去皮。甘平）茯苓 阿胶（甘平，利水恐燥液，故以此润之）
滑石（碎。甘寒）泽泻（甘，咸寒。各一两）

水四升，先煮四味，取二升，去滓，下阿胶烊消，温服七
合，日三服。

麻黄连翘赤小豆汤

麻黄（二两。发汗）赤小豆（二升。甘寒，利小便）连翘根（二
两。苦寒）生梓白皮（一升。苦寒，二味解肌热）杏仁（四十枚，去皮

---

① 麻仁丸：《伤寒论·卷第五·辨阳明病脉证并治第八》作"麻子仁丸"。

尖。降气，气降则水下行）生姜（二两）大枣（十二枚，擘，去核。二味和营卫）甘草（炙，二两）

潦水一斗（取下降流行意），先煮麻黄，再沸，内诸药，煮取三升，分温三服，半日尽。

茵陈蒿汤

茵陈蒿（六两。苦，微寒，黄疸主药）栀子（十四枚，擘。苦寒，令湿热从小便出）大黄（二两，去皮。令湿热从大便出）

上三味，以水一斗，先煮茵陈，减六升，内二味，煮取三升，去滓，分温三服，小便当利，尿如皂角汁状，色正赤，一宿复减，黄从小便去也。

成注：前后得利而解。

栀子柏皮汤

栀子（十五枚）甘草（一两）黄檗（二两）

水四升，煮取一升半，去滓，分温再服（《金鉴》"甘草"当作"茵陈蒿"）。

小柴胡汤

柴胡（半斤）黄芩（三两）人参（三两）半夏（半斤）甘草（炙，三两）生姜（三两）大枣（十二枚，去核）

水一斗二升，煮取六升，去滓，再煮取三升，温服一升，日三服（黄芩清内热；生姜散表寒；甘草和之，所谓和解也。然解必由外散，柴胡所以引之外出也，解必有汗，黄芩清热以存液，人参助气以生津，阴液既充，汗自涌出矣。热郁必成痰饮，故用半夏以涤之。越少阳为太阴，太阴正虚，恐为少阳之邪所乘，故用人参、大枣以补之，使邪不内入也。《医贯》[1] 注云：

---

① 医贯：又名《赵氏医贯》，明代赵献可著，为研究中医命门学说的重要著作之一，现存30多个版本，1959年人民卫生出版社有排印本。

经病用和解，和解亦必由汗散，然非麻、桂开发皮毛之法矣。盖邪初客表，经中阴津未伤，但启其窍而汗自通，及热伤于经，血被焚灼，津液干枯，忌用风药助热燥血，故只清热以存津液，阴液既充，涌出肌表，而外邪自散，此养汗以开玄府，与开玄府以出汗之迥乎不同也）。

若胸中烦而不呕（火燥故烦，无痰饮故不呕），去半夏、人参（火盛故去人参），加瓜蒌实一枚（润燥）；若渴，去半夏（为燥也），加人参一两半（生津）、瓜蒌根四两（润燥生津）；若腹痛，去黄芩，加芍药三两（热在经用芩，入腹用芍，何也？曰热入腹则聚，芍寒而敛，敛聚其寒味，以攻敛聚之热为宜。且腹者，脾胃分野，土病招木侮，芍能泻木也）；若胁下痞硬（痰饮结聚），去大枣（为腻滞也），加牡蛎四两（咸寒，清热软坚，去痰饮）；若心下悸，小便不利者（停水），去黄芩（内停水则无大热，故去之），加茯苓四两（以利水）；若不渴（热未入里），外有微热者（常有微热，乃太阳之表尚未尽解也），去人参（内既无病，表邪亦轻，是不虚也，故去之），加桂枝三两，温服，微汗愈；若咳者（寒郁肺气也），去人参（恐助气，气多咳愈多也）、大枣（嫌其壅气也）、生姜，加干姜二两（去生姜，易干姜者，虽二者均能散寒，然生姜味薄易散，不若干姜之久温乎肺也，不虑助热者，以方中有黄芩，且气初郁，尚未成热也）、五味子半升（以敛肺也，干姜散而五味敛，一开一合，逐贼关门之义也）。

柴胡加桂枝汤

柴胡（四两）黄芩（一两半）人参（一两半）半夏（二合半）甘草（炙，一两）生姜（一两半）大枣（六枚，去核）桂枝（一两半）芍药（一两半）

水七升，煮取三升，温服一升①（此柴胡汤合桂枝汤也，恶寒微

---

① 温服一升：《伤寒论·卷第四·辨太阳病脉证并治下第七》此句后有"本云人参汤，作如桂枝法，加半夏、柴胡、黄芩，复加柴胡法，今用人参，作半剂"。

则发热亦微可知，支节烦疼，则头项身不强痛可知，是太阳症已轻也，呕既微，心下支结较硬满者亦轻，是少阳症亦不甚也，故取二汤之半，合治之）。

柴胡桂枝干姜汤

柴胡（半斤。合黄芩以治往来之热）桂枝（三两。合干姜以治往来之寒）黄芩（三两）干姜（二两。不用生姜者，恐升发助头汗也）瓜蒌根（四两。生津止渴）牡蛎（二两。软坚除结）甘草（炙，二两。以和寒热各药）

水一斗二升，煮取六升，去滓，再煎取三升，温服一升，日三服。初服微烦（以干姜也），复服汗出便愈。

黄连汤

黄连（三两。清胸上热）干姜（三两。温胃中寒）甘草（炙，三两。和寒热诸药）半夏（半升。降逆止呕）桂枝（三两。以解外）人参（二两）大枣（十二枚，去核。二味以培中）

水一斗，煮取六升，去滓温服，昼三夜三①。

大柴胡汤

柴胡（半斤）黄芩（三两）半夏（半升）生姜（五两）大枣（十二枚，去核。此小柴胡汤去人参、甘草也，以里不虚，故去之，多用生姜者，以呕不止也）大黄（二两）枳实（炙，四枚）芍药（三两。屡下恐伤阴，用此敛之）

水一斗二升，煮取六升，去滓再煎，温服一升，日三服。

柴胡加芒硝汤

小柴胡汤加芒硝六两，余法同，服不解，更服。

---

① 昼三夜三：《伤寒论·卷第四·辨太阳病脉证并治下第七》作"昼三夜二"。

理中汤丸

人参 白术 甘草（炙） 干姜（各三两）

水八升，煮取三升，温服一升，日三服，或为末，蜜丸如鸡子黄大，温汤开服一丸，日三四服，夜二服。腹中如未热，益至三四丸，然丸不及汤。

若脐上（脐上即脐间）筑①者，肾气动也，去术（嫌壅气也），加桂四两（以制肾寒）；吐多者，去术（恐壅气），加生姜三两（散逆止呕）；下多者，还用术（正取其壅气不下且燥湿）；悸者②，加茯苓二两（利湿）；渴欲得水者（此停水之渴），加术一两半（补脾气制水，以化气生津）；腹痛，加人参一两五钱（气虚不运故滞痛，加此补之）；寒者，加干姜一两五钱；腹满者（气寒不运故满），去术，加附子一枚。服汤后如食顷，饮热粥一升许，微自温，勿发揭衣被。

干姜黄连黄芩人参汤

干姜（二两，去皮） 黄连（三两，去须） 黄芩（三两） 人参（三两）

水六升，煮取二升，去滓，分温再服。

厚朴生姜甘草半夏人参汤

厚朴（半斤，去皮，炙。辛温散满） 生姜（半斤，切。辛温） 半夏（半斤，洗。降逆） 人参（一两） 甘草（炙，二两）

水一斗，煮取三升，去滓，温服一升，日三服。

---

① 筑：原作"药"，据《伤寒论·卷第七·辨阴阳易差后劳复病脉证并治第十四》改。

② 悸者：原脱，据《伤寒论·卷第七·辨阴阳易差后劳复病脉证并治第十四》补。

桂枝加芍药汤

桂枝汤更加芍药三两，法同桂枝汤法。

桂枝加大黄汤

即桂枝汤加芍药三两、大黄二两也，服后不用啜粥温覆。

麻黄附子细辛汤

麻黄（二两，去节）细辛（二两。辛热）附子（一枚，炮去皮，破八片）

水一斗，先煮麻黄，减二升，去上沫，内各药，煮取三升，分温三服，半日则尽。

麻黄附子甘草汤

麻黄（去节，二两）附子（一枚，炮去皮，切八片）甘草（二两，炙）

水七升，先煮麻黄一二沸，去沫，内诸药，煮取三升，温服一升，日三服（此即麻黄附子细辛汤以甘草易细辛也，二者虽皆寒邪直中少阴经，但彼尚能发热，则阳气未甚衰，故可用细辛，此不能发热，则阳衰已甚，恐细辛猛发阳脱，故易甘草以恋之）。

附子汤

附子（二枚，去皮，切八片。生用以壮阳而散寒）人参（二两。以固气）白术（二两。以培土制水）茯苓（三两。以利水，盖肾寒则水泛溢，故用苓、术也）芍药（三两。此味似不可用，岂比照真武汤之例乎？）

水八升，煮取三升，温服一升，日三服。

四逆汤

甘草（炙，二两）干姜（一两半）附子（一枚，去皮，切八片，生用）

水三升，煮取一升二合，分温再服。强人可大附子一枚，干姜三两。

白通汤

葱白（四茎。辛温）干姜（一两）附子（一枚，去皮，切八片，生用）

水三升，煮取一升，去滓，分温再服。

白通加猪胆汁汤

葱白（四茎）干姜（一两）人尿（五合。咸寒）附子（一枚，生，去皮，破八片）猪胆汁（一合。苦寒）

水三升，煮取一升，去滓，内胆汁、人尿，和令相得，分温再服。若无胆，亦可用。

真武汤

附子（一枚，炮去皮，破八片）生姜（三两）白术（二两。补土制水）茯苓（三两。利水）芍药（三两。虑姜、附外走而不内守，以此敛之，使入阴分，庶阳不外散）

水八升，煮取三升，温服七合，日三服。

咳者，加五味子半升，细辛、干姜各一两（水寒射肺故咳，细辛、干姜温散之，五味子以敛肺气也）；小便利者，去茯苓；下利者，去芍药（避其寒也，且下利之人，阳必下陷而不至外散，亦无须芍药之敛），加干姜二两；若呕者，去附子，加生姜，足前成半斤（呕因水停于胃，病非下焦，故但重用生姜温胃，不用附子补肾也）。

通脉四逆汤

甘草（炙，三两）干姜（三两，强人可四两）附子（大者一枚，去皮，破八片，生用）

水三升，煮取一升二合，分温再服，脉出者愈。

面色赤者，加葱九茎；腹痛者，加芍药二两（敛诸热药于腹也）；呕者，加生姜（二两。散逆止呕）；咽痛者，加桔梗一两（寒浮热上逼咽，故咽痛，桔梗苦辛以散之）；利止脉不出者，加人参二两①（以生脉）。

吴茱萸汤

吴茱萸（一升。辛苦大热，肾寒逆于肝部，非此不能降而散之）人参（三两）大枣（十二枚，去核。肾水寒，反侮土，故用此二味培土）生姜（一两。以助吴茱散寒）

水七升，煮取二升，温服七合，日三服。

四逆散

柴胡 芍药 枳实（破，水渍，炙干）甘草（炙，各二两）

为末，白饮和服方寸匕，日三服（此治阳症四逆之方，逆者，手足清凉而未至于厥冷也，观方中诸药，非甚寒凉，则传经之热原微可知，故但用柴胡以疏之，芍药以清之，甘草以和之，枳实以破之）。

咳者，加五味子、干姜各一两（肺有寒故咳，干姜以温散之，五味以敛肺气，使不随寒散也。按：本方以治热，加味又以治寒，必寒热之邪夹杂者也，盖有热传于里而四逆者，亦有寒邪直中而郁热于内，寒热夹杂，内阳被郁不宣而四逆者，又有传经热入，与素有之寒饮相搏，气不外达而四逆者，故兼证不一，细玩下文自知，勿疑此方之夹杂也），并主下利；悸者（寒饮因热逼，上乘于心也），加桂枝一两（以通心阳也）；小便不利者（停饮），加茯苓一两；腹痛者（热虽在少阴而寒则在太阴也），加附子一枚，炮令拆；泻利下重者，先以水五升，煮薤白三升，取三升（泻利下重，即痢疾也，乃寒热郁结所致，薤白开郁结以散寒热之

---

① 加人参二两：《伤寒论·卷第六·辨少阴病脉证并治第十一》此句下有"病皆与方相应者，乃服之"。

邪），去滓，入散三方寸匕，再煮取一升半，分温再服。

黄连阿胶汤

黄连（四两）黄芩（一两。二味清火）芍药（二两。敛阴）鸡子黄（二枚。甘温，益心血）阿胶（三两。甘温滋阴）

水五升，先煮三物，取二升，去滓，内胶烊尽，小冷，内鸡子黄，搅令相得，温服七合，日三服。

猪肤汤

猪肤（一斤。甘寒）

水一斗，煮取五升，去滓，加白蜜一升，白粉五合，熬香，和相得，温二服。

甘草汤

甘草（二两）

水三升，煮取一升半，去滓，温服七合，日一服①。

桔梗汤

桔梗（一两。辛甘，微温）甘草（二两。甘平）

水三升，煮取一升，去滓，温服，再服。

半夏散及汤

半夏（洗）桂枝（去皮）甘草（炙，各等分）

已上三味，各别捣筛已，合治之，白饮和服方寸匕，日三服。若不能散服者，以水一升，煎七沸（欲气上升），内散两方寸

---

① 日一服：《伤寒论·卷第六·辨少阴病脉证并治第十一》作"日二服"。

匕，更煎三沸，下火，令①小冷，少少与之。

苦酒汤

半夏（洗，破如枣核大者十四枚）鸡子（一枚，去黄，内上苦酒着鸡子壳中。甘，微寒）

上二味，内半夏着苦酒中，以鸡子壳置刀镮中，安火上，令三沸，去滓，少少含咽之，不差，更作三剂服之。

桃花汤

赤石脂（半斤。甘温）干姜（一两。辛热）粳米（一升。甘平）

水七升，煮至米熟为度，令研石脂末半斤，每服以汤七合，调末方寸匕，日三服②。

此治虚寒下痢之涩剂，而吴鹤皋、王肯堂谓是治热证利血，《医方集解》辟之甚明。

乌梅丸

乌梅（三百个。酸以静虫）细辛（六两。辛热）干姜（十两。辛热）蜀椒（四两，去子。辛热，三味以伏虫）黄柏（六两。苦寒）黄连（一斤。苦寒，二味以下虫）附子（六两，炮。辛热）桂枝（六两。辛热，二味以济连、柏之寒）当归（四两。辛温）人参（六两。甘温，二味以补气血）

上十味，异捣筛，合治之，以苦酒渍乌梅一宿，去核，蒸之五升米下，饭熟捣成泥，和药令相得，内臼中，与蜜杵二千下，圆如梧桐子大，先食饮服十丸，日三服，稍加至二十丸，

---

① 令：原作"合"，据《伤寒论·卷第六·辨少阴病脉证并治第十一》改。

② 日三服：《伤寒论·卷第六·辨少阴病脉证并治第十一》此句下有"若一服愈，余勿服"。

禁生冷滑物臭食等。

当归四逆汤

当归（三两）桂枝（三两）芍药（三两）细辛（二两）大枣（二十五个）甘草（二两，炙）通草（二两。甘平）

水八升，煮取三升，去滓，温服一升，日三服。

四逆加吴茱萸生姜汤

即前方加吴茱萸二升、生姜半斤（切①），以水六升、清酒六升，和煮取五升，去滓，分温五服。一方水、酒各四升。

白头翁汤

白头翁（三两。苦寒）黄连（三两）黄柏（三两）秦皮（三两。苦寒而涩）

水七升，煮取三升，去滓，温服一升，不愈，更服一升。

枳实栀子豉汤

栀子（十四枚，擘）枳实（三枚，炙。苦寒以破未尽之结热）豉（一升，绵裹。苦寒轻腐上行，能吐亦能汗）

上三味，以清浆水七升，空煮取四升，内枳实、栀子，煮取三升，下豉，更煮五六沸，去滓，分温再服，覆令微似汗②。

此即栀子豉汤加枳实而异其煎法也，所以取汗处在煎法不在枳实，《本草》谓百沸汤能助阳气行经络，可见。

《本草》：炊粟米熟，投冷水中，浸五六日，味酢，生白花，名酸浆水。此云清浆，当是浸未至酸者。

---

① 切：原为大字，据《伤寒论·卷第六·辨厥阴病脉证并治第十二》改为小字。

② 令微似汗：《伤寒论·卷第七·辨阴阳易差后劳复病脉证并治第十四》此句后有"若有宿食者，内大黄如博棋子五六枚，服之愈"。

牡蛎泽泻散

牡蛎（咸平。熬。去饮，水停为痰饮也）泽泻（咸寒，利水）蒌根（苦寒，降痰）葶苈（苦寒。熬。泄气逐水）商路根（辛酸咸平。熬。逐水）海藻（咸寒，洗去咸，行水泄热）蜀漆（辛平，去腥去痰。各等分）

上七味，异捣，下筛为散，更入臼中治之，白饮和服方寸匕，小便利，止后服，日三服。

按：此汤用之病后，终嫌其峻，用春泽汤可也。

竹叶石膏汤

竹叶（二把。辛平）石膏（一斤。甘寒，二味清胃热）半夏（半升，洗。辛温，降逆，去痰饮）人参（三两。甘温）甘草（二两，炙。甘平）粳米（半升。甘，微寒）麦门冬（一升，去心。甘平）

水一斗，煮取六升，去滓，内粳米，煮米熟，汤成去米，温服一升，日三服。

烧裈散

上取妇人中裈近隐处，剪，烧灰，以水和服方寸匕，日三服，小便即利，阴头微肿则验。妇人病，取男子裈烧灰。

甘草干姜汤

甘草（四两，炙）干姜（二两，炮）

水三升，煮取一升五合，去滓，分温再服。

芍药甘草汤

白芍药（四两）甘草（四两，炙）

水三升，煮取一升半，去滓，分温再服之。

麻黄升麻汤

麻黄（二两半，去节。甘温）升麻（一两一分。甘平）当归（一两一分。辛温）知母（苦寒）黄芩（苦寒）葳蕤（各十八铢。甘平）石膏（碎，绵裹。甘寒）白术（甘温）干姜（辛热）芍药（酸平）天门冬（去心。甘平）桂枝（辛热）茯苓（甘平）甘草（炙。甘平。各六铢）

水一斗，先煮麻黄一二沸，去上沫，内诸药，煮取三升，去滓，分温三服，相去如炊三斗米顷，令尽，汗出愈。

柴胡加龙骨牡蛎汤

半夏（二合，洗）大枣（二枚）柴胡（四两）生姜（一两半）大黄（二两）人参（一两半）龙骨（一两半）铅丹（一两半）桂枝（一两半，去皮）茯苓（一两半）牡蛎（一两半）黄芩（一两半）①

水八升，煮取四升，内大黄，切如棋子，更煮一二沸，去滓，温服一升。

禹余粮丸（缺）

土瓜根方（缺）

桂枝加桂汤

于桂枝汤方内更加桂二两，共五两，余依前法。

桂枝去芍药加蜀漆龙骨牡蛎救逆汤

甘草（二两，炙）桂枝（三两，去皮）生姜（三两，切）牡蛎（五两，熬）龙骨（四两。甘平）大枣（十二枚，擘）蜀漆（二两，洗去腥②。辛平）

上为末，以水一斗二升，先煮蜀漆，减二升，内诸药，煮

---

① 黄芩一两半：原脱，据《伤寒论·卷第三·辨太阳病脉证并治中第六》补。
② 腥：原作"脚"，据《伤寒论·卷第三·辨太阳病脉证并治中第六》改。

取三升，去滓，温服一升①。

以有龙骨、牡蛎，故不须芍药，恐太涩敛则药气行迟，失救急之旨也。

桂枝甘草龙骨牡蛎汤

桂枝（一两）甘草（二两）牡蛎（二两，熬）龙骨（二两）

上为末，以水五升，煮取二升，去滓，温服八合，日三服。

桂枝加葛根汤

芍药（二两）桂枝（三两）甘草（二两，炙）生姜（三两，切）大枣（十二枚，擘）葛根（四两）

水一斗，先煮葛根，减二升②，去上沫，内诸药，煮取三升，去滓，温服一升，覆取微似汗，不须啜粥③。

桂枝附子汤

（按：此即桂枝去芍药加附子汤也，当删，因方注晰，存之。）

附子（三枚，炮，去皮，破八片）桂枝（三两，去皮）生姜（三两，切）甘草（二两，炙）大枣（十二枚，擘）

水六升，煮取二升，去滓，分温三服。

若大便硬，小便自利，去桂枝，加白术四两，初服身如痹，半日许复服之，三服尽，其人如冒，勿怪，此附、术并走皮内逐水气，未得除，故耳。若大便不硬，小便不利，当加桂，附子三枚恐多，虚弱家及产妇减之。此本一方二法。

---

① 温服一升：《伤寒论·卷第三·辨太阳病脉证并治中第六》此句后有"本云桂枝汤，今去芍药，加蜀漆、牡蛎、龙骨"。

② 先煮葛根，减二升：《伤寒论·卷第二·辨太阳病脉证并治上第五》作"先煮麻黄、葛根，减二升"。

③ 不须啜粥：《伤寒论·卷第二·辨太阳病脉证并治上第五》此句后有"余如桂枝法将息及禁忌"。

甘草附子汤

附子（二枚，炮，去皮）甘草（二两，炙）白术（二两）桂枝
（四两，去皮）

水六升，煮取三升，去滓，温服一升，日三服。初服得微
汗则解，能食，汗出复烦者①，服五合。恐一升多者，宜服六
七合为妙。

四逆加人参汤

即四逆汤内人参。

葛根汤

（不曰桂枝汤加麻黄、葛根，而曰葛根汤者，主阳明也，此汤比大青龙更
峻，慎用之。）

葛根（四两）麻黄（三两，去节）桂枝（二两，去皮）芍药（二
两，酒洗）甘草（二两，炙）生姜（三两，切）大枣（十二枚，擘）

水一斗，先煮麻黄、葛根，减二升，去沫，内诸药，煮取
三升，去滓，温服一升，覆取微似汗，不须啜粥，余如桂枝法
将息及禁忌。

葛根加半夏汤

葛根（四两）生姜（三两，切）甘草（二两，炙）芍药（二两）
桂枝（二两，去皮）大枣（十二枚，擘）半夏（半斤，洗）麻黄（三
两，去节，汤炮，去黄汁，焙干，秤）

水一斗，先煮麻黄、葛根，减二升，去白沫，内诸药，煮
取三升，去滓，温服一升，覆取微似汗。

---

① 汗出复烦者：《伤寒论·卷第四·辨太阳病脉证并治下第七》作
"汗止复烦者"，意胜。

黄芩汤

黄芩（三两）甘草（二两，炙）芍药（二两）大枣（十二枚，擘）

水一斗，煮取三升，去滓，温服一升，日再，夜一服。

若呕者，加半夏半升，生姜三两。

黄芩加半夏生姜汤

于黄芩汤内加半夏半升，生姜三两半，余依黄芩汤服法。

通脉四逆加猪胆汁汤

于通脉四逆汤内，加入猪胆汁半合，余依通脉四逆汤法服。如无猪胆，以羊胆代之。

已上一百一十四方，除桂枝附子汤即桂枝去芍药加附子汤，当删去，实一百一十三方。

按：古今衡量不同，汉之二两，当元时之六钱半（李东垣云），一升当明时之二合半（李濒湖云）。又考仲景诸方，每方多分三服，然则诸方药重一斤者，每服止得五两，余以每两三钱约之，止当今时之一两六七钱耳，未尝大小相悬也？时医好用大剂，藉口仲景，谬妄可笑，其不至杀人者几希矣，亦可恨也。

校注后记

《伤寒论近言》，清代何梦瑶著，全书七卷，共计九万余字，附仲景原方一百一十三首。

一、关于作者

《伤寒论近言》作者为何梦瑶，字报之，号西池，晚年自号研农，广东南海人，清代岭南著名医家。据《南海县志》载，何氏生于清康熙三十一年（1692），卒于乾隆二十九年（1764），享年72岁。自幼习儒，天资聪颖，早年曾参加科举考试中进士，出任过义宁、阳朔等地的知县，后又迁奉天任辽阳知州。清乾隆十五年（1750），何梦瑶因故辞官返回广东，先后在广州粤秀书院、越华书院主持院务，同时期，他在家乡悬壶济世，收徒教习，培养了一批后来颇有名望的医生。何氏一生著述颇丰，其撰写的《医碥》《伤寒论近言》《幼科良方》《妇科良方》《医方全书》等著作，均属依据岭南独特的地理气候环境下人体病变的特征，运用经络学说为理论依据，揭示相关临床治疗规律的专著。同时，其著作内容更是涉及诗文、数学、音乐等方面，如《庄子敬》《紫棉楼乐府》《三角辑要》等。

二、版本与馆藏

据《中国中医古籍总目》记载，《伤寒论近言》现存版本有二：一为清乾隆六十年乙卯（1795）乐只堂刻本，藏于天津市科学技术信息研究所；一为《乐只堂医书汇函》本，藏于河南省图书馆。据本次版本考证，《乐只堂医书汇函》本实已不存，而清乾隆六十年乙卯（1795）乐只堂刻本应为清乾隆二十四年己卯（1759）乐只堂刻本，因该书牌记有"乾隆己卯年镌"及"乐只堂藏版"11 字。

三、内容及学术思想

(一) 主要内容

《伤寒论近言》是何梦瑶专门阐述其伤寒思想的一本专著,全书分为七卷,凡例及目录列于卷首,卷一包括提纲、《内经》热病论、王叔和序例及《伤寒论》序,卷二为太阳篇,卷三为阳明篇,卷四为少阳篇及阳经合病并病篇,卷五为太阴篇、少阴篇、厥阴篇,卷六包括汗吐下可不可篇、差后劳复、阴阳易病、痉湿暍篇、霍乱、温病、辨脉法及平脉法,卷七收录仲景原方。

(二) 学术思想

1. 冬伤于寒后,根据体质不同,可分为"直中寒证"与"传经热证"。

——直中者,因其人平日虚寒,阳气衰微,不能捍卫乎外,寒邪得以直入,深中脏腑,此是阴寒之证。传经者,其人平素壮实,或虽虚而有火,寒邪虽厉,内之阳气足以拒之,深入不能,止伤其外。皮肤受寒,则阴凝之气,足以闭固腠理,而本身之阳气,不能发泄于外,是以郁而为热。

2. 足经长远,可包含手经,因此伤寒六经,只言足经不言手经。

——手足各六经,独言足六经,何也? 以足经长远,彻上彻下,遍络周身,凡手经所到之处,足经无不到焉,举足经自可该得手经,非病无涉于手经也。盖经络相通,流行无间断,无不入手经之理。

3. 传经之次,日数不可拘泥。

——传经之次,一日太阳,二日阳明,三日少阳,四日太阴，五日少阴，六日厥阴，此大概也。或迟或速，日数可以不拘。陶节菴云：或有始终，只在一经者，或有止传二、三经者，总可不泥。

4. 六经次第，原从其行于躯壳之浅深分，由浅入深，经病脏病，当仔细辨别，逐一而详。

——夫外为经络，内为脏腑，表里界分，当如阳明分别经腑之法，分出孰为太阳经病，孰为太阳腑病，孰为少阳经病，孰为少阳腑病，孰为太阴经病，孰为太阴脏病，少阴厥阴，经病脏病，逐一致详。

5. 诸经之邪，皆可入胃。

——本经传本腑本脏，宜也，乃诸经之邪，皆得入胃，何也？以胃，土也，万物所归，又居中州，四方辐奏也。

6. 三阳受病，若邪在太阳或阳明，则在经可散，在腑可下，若邪在少阳，则用清法兼以和解；三阴受病，已入于腑，可下而已。

——太阳在经，可汗而散也，在膀胱腑，可利而泄也。阳明在经，可汗而解也，在胃腑，可下而夺也。在经者，贼在外，开前门以逐之。在腑者，贼入里，开后门以逐之。赖有前后门可开，故易为力也。若至少阳，则去前门已远，而胆又无出入路，则又无后门可开，将如之何？小柴胡一汤，虽名和解，究实商量于前后之去路，既无后户，自应仍走前门。其用柴胡，尤是引邪外出之意，而道远则不能尽出，余热自应当清。又恐郁热久而血液枯，非养阴无以为汗也，故用黄芩、甘草以清热滋阴，而后热解液充，津津然外透而解。此汗而兼清者，故不曰发汗，而曰和解也。至于三阴，则去前门愈远矣，而脾、肾与肝，又无后户，如何如何？不知前后既不可行，自不得不以邻国为壑，邪走空窍，胃实受之，于是大开众人之后门，而各家之贼，无不可由此以逐也。此序例所谓三阴受病，已入于腑，可下而已之义乎。

7. 否认"风为阳邪，故伤卫阳，寒为阴邪，故伤营阴"之说，认为风寒皆能伤卫，皆能伤营。

——冬月风厉寒严，总皆阴气，特有风始寒，不若无风亦寒之冽，因以伤之在营而深者为寒，在卫而浅者为风耳。要之寒甚之时，无风且寒，况加之以风乎？风寒皆能伤卫，皆能伤营，必强为分别，谓风伤卫而未及于营尚通，谓寒伤营而无与于卫，则卫居营外，未有不由外而能及内者也。

8. 否认"桂枝止汗"之说。

——桂枝何尝为止汗之剂乎？即曰止汗，亦在芍药，不在桂枝，桂枝仍为发散之品也。

总 书 目